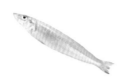

よくわかる痛風・高尿酸血症を治すおいしい食事

痛風、高尿酸

飲　食　聖　經

讓餐桌天天都有新花樣，230道低普林食譜

監修∥東京家政學院大學教授／醫學博士／營養管理師 **金澤良枝**

譯者∥**何姵儀**

痛風這種病過去好發於五十歲以上的男性，而且常見於部分美食家之間，故又稱為「奢侈病」。然而近年來在飲食生活西方化以及飽食化的影響之下，現在痛風已經成為大家熟悉的「生活習慣病」，而且三十到四十幾歲這個年齡層之間的男性更是容易罹患痛風。

日本厚生勞動省的「國民生活基礎調查（二〇〇四年）」指出，現在因為痛風而定期到醫院看診的病患推算約有八十七點四萬人。如果連同潛在的高尿酸血症患者也一併算在內，那麼人數恐怕會攀升至五百萬到六百萬人。

高尿酸血症並不會出現自覺症狀，往往被人忽視；但是置之不理的話，不僅容易引起痛風，還極有可能導致腦中風、心臟病以及腎臟病等疾病。為了避免病入膏肓，一旦被診斷出高尿酸血症，就要盡量讓尿酸趨快回到正常值才行。

讓尿酸回到正常值最重要的，除了改變飲食及飲酒習慣，另外一點就是減重（罹患高尿酸血症的人大多屬於肥胖體型）。為了回歸適當體重，這本書以營養均衡的低熱量菜肴為宗旨，盡量少用普林含量多的食品，設計出多道不會導致尿酸值提升、菜色豐富、創意滿點的食譜。並且站在使用者立場，引進一套全新的配餐方式，以省去麻煩的營養計算過程。

在此誠摯希望大家能夠隨時翻翻這本書，在毫無壓力的情況之下，擁有一個改善高尿酸血症與痛風的理想飲食生活。

東京家政學院大學教授・醫學博士・營養管理師

金澤良枝

認識高尿酸血症與痛風

目錄

前言 …… 3

●認識高尿酸血症與痛風 …… 8

●降低尿酸值，改善高尿酸血症與痛風的五大飲食重點 …… 12

●根據自己的肥胖程度攝取適當的熱量吧！ …… 14

這些食品普林含量非常高 …… 16

●積極攝取能夠鹼化尿液的食品吧！ …… 17

●按照指示挑選配菜，自然地搭配出適合你的菜色。 …… 18

挑選主食
每日從這三種類型當中挑選一種
挑選湯品

●牛奶、乳製品與水果
一定要每日攝取喔！ …… 21

每日必須攝取的牛奶及乳製品分量
每日可食用的水果分量

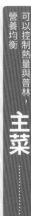

可以控制熱量與普林，營養均衡
主菜
23

《肉類料理》

【牛肉】
牛肉煮炒牛蒡片 …… 24
韓式牛肉燉蘿蔔 …… 25
中式牛肉炒蕃茄 …… 26
泰式牛肉蔬菜沙拉 …… 27
香煎山椒牛肉 …… 28
蘿蔔泥醋拌牛肉片 …… 29
壽喜燒牛肉 …… 30

【豬肉】
烏龍茶豬肉佐山椒黑醋醬 …… 31
菠菜豬肉鍋 …… 32
豬肉味噌炒高麗菜 …… 33
快滷豬肉蘿蔔片 …… 34
豬肉蔬菜南蠻漬 …… 35
豬肉鹹梅紫蘇卷 …… 36
辣煮豬肉 …… 37
薑汁豬肉片 …… 38
冷涮豬肉沙拉 …… 39
豬腰肉淋豆奶醬 …… 40

【雞肉】
韓式照燒烤雞排 …… 41
雞柳紫蘇卷 …… 42
根菜炒雞肉 …… 43

味噌香炒什錦雞 …… 44
檸香雞肉 …… 45
水炊雞肉鍋 …… 46
希臘醃泡蒸雞肉 …… 47
爽口涼拌蒸雞肉 …… 48

【絞肉】
雞肉丸子湯 …… 49
香菇鑲嵌雞肉丸 …… 50
生菜雞肉鬆 …… 51
和風漢堡排 …… 52

《海鮮類料理》
黑醋滷竹筍 …… 53
醋醬油清蒸竹筍 …… 54
咖哩香拌墨魚鴻喜菇 …… 55
茄汁蝦仁 …… 56
豆乳牡蠣青江菜 …… 57
快炒牡蠣 …… 58
青蔬燴旗魚 …… 59
紅燒銀鱈 …… 60
西式酒蒸銀鱈 …… 61
南洋咖哩金眼鯛 …… 62
青蔬燜鮭魚 …… 63
香煎鮭魚佐番茄蘿蔔泥 …… 64
蘿蔔泥煮青花魚 …… 65
酒蒸青花魚羹 …… 66
油菜花香烤鰆魚 …… 67

味噌烤鰆魚 … 68
檸香醃漬燻鮭魚 … 69
生醃鯛魚 … 70
章魚翠綠沙拉 … 71
西班牙茄汁章魚 … 72
香煎鱈魚佐三色椒醬汁 … 73
八寶菜 … 74
馬賽魚湯 … 75
鰤魚燉蔬菜 … 76
香草煎鰤魚 … 77
奶汁扇貝青江菜 … 78
鮪魚生魚片沙拉 … 79
香烤南蠻鮭 … 80

《豆腐・大豆製品類料理》
油豆腐韭菜炒蛋 … 81
味噌炒青蔬油豆腐 … 82
蠔油香炒油豆腐 … 83
香燴鑲肉油豆腐 … 84
什錦炒豆腐 … 85
油豆腐包滷青菜 … 86
茄汁油豆腐包 … 87
什菇燴油豆腐 … 88
豆腐香炒山苦瓜 … 89
皮蛋豆腐 … 90
繽紛豆腐沙拉 … 91
肉絲青蔬燴豆腐排 … 92

豆腐排佐蘿蔔泥醬 … 93
豆腐甘燴蝦仁 … 94
XO 醬炒豆腐青江菜 … 95
蝦球鑲豆腐 … 96
蟹肉豆腐羹 … 97
香淋豆腐 … 98
中式涼拌豆腐 … 99
豆豉炒豆腐 … 100
香酥小魚拌豆腐 … 101
青蔬燴豆腐 … 102
翠白湯豆腐 … 103

《蛋類料理》
滑蛋油豆腐 … 104
蟹肉芙蓉蛋 … 105
日式高湯蛋捲 … 106
滑蛋辣炒鱈魚 … 107
海底雞炒蛋 … 108
地中海什錦煎蛋 … 109
鴨兒芹竹輪炒蛋 … 110

熱量在60～70大卡，以蔬菜為主，能夠輕鬆排出尿酸的菜肴
副菜 A … 111

《涼拌菜》
芝麻醋拌雞絲黃瓜 … 112
芥末醬油拌油菜蛤蜊 … 112
韓式三色涼拌菜 … 113
辣拌茼蒿豆芽菜 … 113

《熱炒菜》
鹹梅美乃滋香拌蘿蔔竹輪 … 114
美乃滋拌油菜花 … 114
芥末味噌拌韭菜墨魚 … 115
芝麻拌菠菜 … 115
墨魚炒蒜薹 … 116
奶油醬油香炒金針菇火腿 … 116
豌豆莢炒鴻喜菇 … 117
鰻魚醬炒高麗菜 … 117
香蒜炒蘆筍 … 118
清炒油菜櫻花蝦 … 118
炒什蔬 … 119
香煎櫛瓜 … 119
高菜漬炒小魚乾 … 120
蠔油青江菜 … 120
味噌炒紫茄青椒 … 121
香炒茄子 … 121
青椒炒小魚乾 … 122
蒜炒菠菜 … 122
萵苣炒蟹肉 … 123

《沙拉》
雙花菜溫沙拉 … 123
胡瓜扇貝沙拉 … 124
蘆筍沙拉 … 124
青蔬沙拉 … 125
涼拌高麗菜沙拉 … 125

牛蒡沙拉…126
綜合菜絲沙拉…126
鮪魚沙拉…127
健康豆腐沙拉…127
番茄小黃瓜和風沙拉…128
豆仁沙拉…128
菠菜培根沙拉…129

《醃泡菜》
醃漬花椰菜…129

《醋拌菜》
中式胡瓜醋章魚…130
醋拌冬粉火腿絲…130
日式醃泡烤蘆筍…131

《燉煮菜》
款冬燉蛤蜊…131
柴魚香滷金針菇蒟蒻…132
蝦仁燴冬瓜…132
大頭菜香滷油豆腐…133
滷南瓜…133
香滷蘿蔔絲乾…134
辣炒牛蒡絲…134
獅子香滷煮小魚乾…135
紫萁滷油豆腐皮…135
大豆香滷羊栖菜…136
奶汁青江菜…136
白菜牡蠣…137

白菜燉豬肉…137
味噌醬蘿蔔…138
扇貝燉蘿蔔…138
油豆腐皮拌水菜…139

《煎烤菜》
香烤油豆腐佐蘿蔔泥…139

《其他》
山苦瓜小魚乾沙拉…140
黃麻菜拌納豆…140

副菜 B
熱量在20～30大卡，以蔬菜及海藻為主的健康菜肴
…141

《涼拌菜》
蘆筍拌咖哩優格…142
寒天絲拌海蜇皮…142
秋葵拌海苔…143
芥末醬油拌高麗菜與櫻花蝦…143
薑汁醬油拌四季豆…144
紫茄拌蘘荷…144
芝麻醬油拌茄子…145
芥末醬油拌油菜花…145
金茸拌胡蘿蔔…146
醋味噌拌青椒…146
海苔拌菠菜…147
鹽昆布拌舞茸…147
梅肉拌豆芽鴨兒芹…148
韓式涼拌豆芽菜…148

黃麻菜拌秋葵…149

《泡拌燙蔬菜》
油菜涼拌鴻喜菇…149
韭菜拌豆芽…150
帶根鴨兒芹涼拌鴻喜菇…150
泡拌烤青椒…151
綠菠拌黃菊…151

《沙拉》
海藻沙拉…152
白菜鮮橙沙拉…152
茼蒿萵苣溫沙拉…153
香辣蔥絲沙拉…153
番茄鰻魚沙拉…154

《醋拌菜》
金針菇木耳三杯醋…154
雙色小番茄沙拉…155

《醃漬菜》
南蠻小黃瓜…155
咖哩醋拌花椰菜…156
檸香白蘿蔔…156
辣醃什蔬…157

《燉煮菜》
香滷金針菇…157
燙煮金針菇…158
香滷什錦菇…158
湯燉高麗菜…159

牛肉蓋飯……171
雞肉蓋飯……170

主食與主菜合而為一 **主餐**……169

金茸蘿蔔泥……168
鱈魚卵乾炒蒟蒻絲……168
吻仔魚乾蘿蔔泥……167
涼拌洋蔥絲……167
咖哩花椰菜……166
秋葵大蔥淋橘醋……166
《其他》
烤青椒沾醋橘醬油……165
香烤茄子……165
串烤獅子椒……164
銀包金針菇……164
《煎烤菜》
柚香蒸蕈菇……163
《蒸煮菜》
泡拌海帶芽……163
青煮款冬……162
山椒燉白菜……162
湯燉大蔥……161
湯煮海帶芽……161
清湯煮西芹……160
辣滷蒟蒻絲……160
昆布絲香滷舞茸……159

醋醬油淋烤蘆筍……188
柚香醃白菜……187
蘋果醋醃西芹黃瓜……187
淺漬清脆高麗菜……187
鹹梅……186
海蘊兩杯醋……186
油菜泡拌小黃菊……186
醋醬油香拌烤菇鴨兒芹……185
海苔拌鴨兒芹……185
蘿蔔泥拌滑菇……185
梅肉拌蘿蔔……184
芥末拌水芹……184
細絲昆布拌高麗菜……184

除了主菜與副菜，這些菜肴一份不到15大卡 **低熱量菜肴**……183

鍋燒烏龍麵……182
中華涼麵……181
炒麵……180
焗烤通心麵……179
肉醬義大利麵……178
什錦炒米粉……177
牛肉咖哩飯……176
牛肉燴飯……175
三色蓋飯……174
什錦散壽司……173
什錦炒飯……172

索引……190
香烤海苔……189
蒟蒻醬油拌西洋水芹……189
檸檬醬油生魚片……189
揉醃黃瓜……188
香烤鮮菇……188

烹調前的注意事項

■材料一定要用磅秤計量，並且遵守材料表中的分量。材料計量時要用一般的量匙與量杯。以平匙來講，1小匙＝5毫升，1大匙＝15毫升，1杯＝200毫升。

■分量不到⅕小匙，或者是目測只要少量的材料皆以「少許」來標示。

■材料表中的「昆布高湯」指的是用昆布萃取的日式高湯。柴魚高湯及小魚乾熬煮的高湯普林含量多，不建議使用。

■作法中提到的微波時間以500W的微波爐為標準。400W的話微波時間要多兩成，600W的話微波時間要少兩成。

■每道菜標示的熱量原則上以10大卡為一個單位，個位數四捨五入（低熱量菜肴（184～189頁）除外）。

■連同家人的分量一起做的時候，材料的用量按照人數乘上去加算即可。

<h1>認識高尿酸血症與痛風</h1>

不理會高尿酸血症會引起痛風

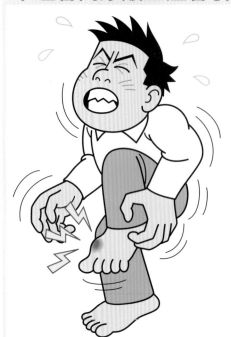

有一項血液檢查項目稱為「尿酸值（血清尿酸值）」。不論男女，只要尿酸值超過七點零毫克／分升，就會被診斷為「高尿酸血症」，也就是血液呈現尿酸量過多的狀態，也就是說，一旦血清尿酸值超過七點零毫克／分升，數值越高，引發痛風關節炎的風險也就會跟著提升。

現結晶囤積在內臟或關節的話，對各方面健康恐怕會出現不良影響。當中最嚴重的，莫過於導致腳趾根部劇烈疼痛的痛風（痛風關節炎）。

但是自己通常卻毫無自覺。高尿酸值這個症狀如果不予理會，尿酸值不僅會持續攀升，萬一尿酸出會持續攀升，萬一尿酸出

與代謝症候群也有關聯

高尿酸血症的人大多都會併發代謝症候群

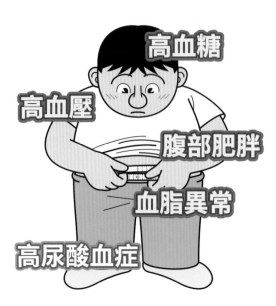

大家是否聽過代謝症候群（metabolic syndrome）呢？當男性的腰圍超過九十公分，女性超過八十公分，再加上血脂異常、血壓過高、高血糖等症狀至少出現兩種的話，就算是得了代謝症候群。

其實不少高尿酸血症的人都會罹患代謝症候群，造成的原因應該是代謝症候群與高尿酸血症兩者在生活習慣上（主要是飲食生活）均有共同點，所以才會導致這兩種病症同時出現。

高血糖

高血壓

腹部肥胖

血脂異常

高尿酸血症

三十幾歲罹患痛風的人急速增加

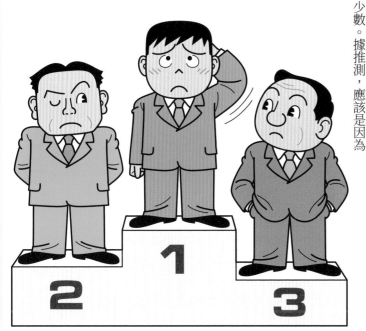

罹患高尿酸血症與痛風的人有百分之九十都是男性。

以年齡層來看，三十幾歲與四十幾歲的人最多，而且三十幾歲的人罹患的機率竟然高達百分之三十。

另一方面，女性罹患高尿酸血症與痛風的人僅占少數。據推測，應該是因為女性荷爾蒙中的雌激素（estrogen）具有降低尿酸值的功能。事實上，女性在迎接更年期的這段期間一旦出現閉經，分泌的雌激素就會大幅減少，這時候的尿酸平均值會比閉經前的女性還要來得高。

身體健康檢查的檢查表範例

檢查項目	基準值／單位	測量值的範例
總膽固醇	150～220 mg／dℓ	218
中性脂肪	50～150 mg／dℓ	135
尿酸氮	8～22 mg／dℓ	12
尿酸	3.7~7.0 mg／dℓ（男性）	8.8
AST（公克GOT）	10～40 μ／ℓ	18
ALT（公克GPT）	5～40 μ／ℓ	9
γ-公克GTP	7～70 μ／ℓ（男性）	8
白血球	3900～9800／μℓ	4600
紅血球	427萬～570萬／μℓ（男性）	460萬
血紅素（Hb）	14～18 g／dℓ（男性）	14.5

尿酸是這樣的物質

體內尿酸的分量

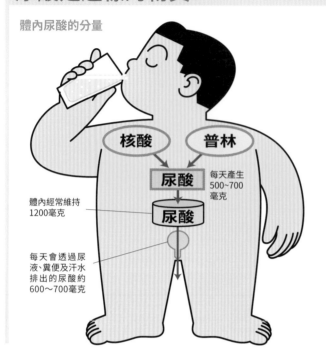

核酸　普林

尿酸　每天產生 500~700 毫克

尿酸

體內經常維持 1200毫克

每天會透過尿液、糞便及汗水排出的尿酸約 600～700毫克

尿酸是身體細胞每天在新陳代謝的過程當中產生的尿酸。不過我們人體每天會代謝掉將近一半的尿酸至體外，因此，新產生的尿酸會替代那些代謝出的尿酸存於體內。

不管是誰，每天都會不斷地製造尿酸，並且將其代謝出來。

尿酸每日的產量約五百到七百毫克，體內也會隨時存放約一千兩百毫克的血症。

當尿酸產出與排泄的分量失衡，導致多餘的尿酸囤積在人體的血液中時，這樣的狀態就叫做高尿酸。

尿酸值變高的原因

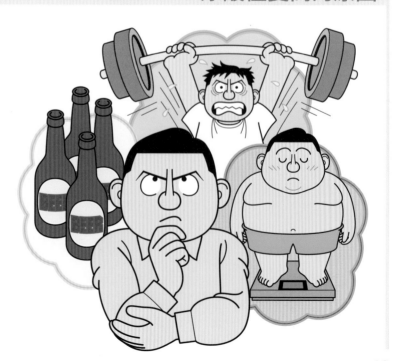

尿酸值變高的原因大致上有兩種情況：

1. 體內生產過多的尿酸。
2. 無法順利排除尿酸，導致囤積於體內。

尿酸產生過量的原因有：

● 吃太多。
● 酒精類飲品喝太多。
● 激烈運動做太多。
● 肥胖。
● 壓力。

而尿酸無法順利排除的原因，則是因為腎臟沒有正常運作。

何謂普林？

細胞

核

核酸

排出體外　尿酸　普林

提到高尿酸血症與痛風，緊緊跟隨在後的字詞就是「普林（Purine）」。

我們人體的細胞裡頭有核酸（DNA＝去氧核醣核酸，deoxyribonucleic acid）與RNA（核糖核酸，Ribonucleic acid），構成核酸的其中一個物質，就是普林。當老舊細胞因為新陳代謝而分解時，核酸也會被破壞，並且釋放出普林。普林被肝臟分解之後，最後會變成尿酸，排出體外。

食物裡頭也含有普林。含量較多的，有肝臟等內臟類、魚乾以及乾貨類食品（請參照十六頁）。

因此想要治療高尿酸血症與痛風，在飲食方面就要盡量避免攝取普林含量多的食品。

治療的根本從改善生活習慣開始

治療高尿酸血症的根本原則，從改善生活習慣開始，也就是從透過飲食療法、限制飲酒、減少食量（如果是肥胖者的話），以及適度運動等方面著手。倘若尿酸值還是無法如願降低，那就必須視情況搭配藥物加以治療了。

但是就算採用藥物療法、飲食療法等，生活習慣上的改善也要持續進行下去才行。

原則上藥物療法應該是要一直持續下去，但倘若尿酸值得以如願降低，亦可在醫師的診斷之下停止藥物治療。

不僅如此，只要維持降低尿酸值的生活習慣，中性脂肪值與血糖值也會有機會得到改善喔！

降低尿酸值，改善高尿酸血症與痛風的五大飲食重點

日本人向來不易得到痛風，然而近年來卻有增加的趨勢，尤其是精力充沛、年富力強的三十幾歲男性。據推測，日本全國現今的痛風患者已經超過八十萬人。再加上參加健康檢查的人抽血檢驗報告如果出現「尿酸值過高」這項警告，就

會被納為高尿酸血症等痛風潛在患者，那麼人數就有可能多達五百萬到六百萬人了。

出現這種情況卻置之不理的話，極有可能併發動脈硬化與腎臟病等疾病。克服高尿酸血症與痛風的關鍵，在於降低尿酸值。高尿酸血症與痛風深受

飲食生活的影響，又稱「飽食病」，最根本的治療方式若說是飲食療法，則一點也不為過。

不少患者光是改善飲食內容，就可以讓尿酸值下降。可見在接受藥物治療的這段期間如果能夠以飲食療法為根本，雙管齊下的話，藥效應該

會更顯著。

所以接下來我們要告訴大家，有效並且能夠確實降低尿酸值、以免痛風症狀出現的飲食療法五大重點。

1 勿過食，勿過胖

被診斷出尿酸值過高或者是有高尿酸血症的人，有不少也罹患了肥胖症。造成肥胖的主要因素雖然非常多種，但是最基本、最終的要素，莫過於過食，也就是攝取過多的熱量。

進食之後被身體吸收的熱量（攝取熱量），如果超過了為了維持生命以及每日生活之中各項活動所需的熱量（消耗熱量），會使得體內熱量過多。而這些多餘的熱量會轉變成中性脂肪，增加我們體內的體脂肪，進而導致肥胖。

脂肪一旦大量囤積在內臟周圍，會非常容易引起內臟肥胖，體內的胰島素（具有降低血糖功能的荷爾蒙）也會隨之增加。尿酸是體內的老舊廢物，本應隨同血液排出體外，然而胰島素一多，就會促使身體再次吸收尿酸，導致血液中的尿酸值上升。

所以首要的方法，就是接受主治醫師或營養管理師的指導，算出自己每一天需要攝取的熱量（＝每日總熱量），過食的人，就從調整飲食分量開始吧！關於肥胖程度的計算方法，將會在 14 頁詳細介紹。

另外，過度節食有時反而會導致尿酸值上升，所以記得進食分量要慢慢減少。

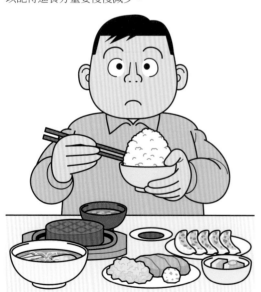

3 多攝取讓尿液鹼化的食物

三餐老是吃以肉為主的動物性蛋白質會增加尿的酸度，使得尿酸不容易排泄。

尿液通常為弱酸性，但是只要偏鹼，就可以將尿酸完全排泄出來，所以我們要多多攝取鹼性食品，例如海帶芽、昆布以及羊栖菜等海藻類或者是蔬菜類，而且每一天所需攝取的蔬菜與海藻至少要 350 克。只要跟著本書的指導，挑選菜色、搭配菜單，需要攝取的量就會自然而然地落在 350 克了。

2 少攝取高普林食物

尿酸這種物質，是從食物的甘味成分來源也就是普林分解生成的。普林含量多的食品一旦吃下肚，就會活躍地在肝臟裡形成尿酸，使得血液中的尿酸也跟著增加。

因此，我們必須先改掉持續大量攝取普林含量多的食品（請參照 16 頁）這個習慣。

日本痛風核酸代謝學會在《高尿酸血症及痛風治療手冊》（高尿酸血症・痛風の治療ガイドライン）中提到飲食療法的基準，就是一天的普林攝取量不可以超過 400 毫克。

想要減少食品中的普林，烹調法也是重點。普林易溶於水，因此肉和魚只要一經過煮或燉，就會釋出不少分量。此時剩下的煮汁要丟棄，滷汁不用說，更是能不喝就不要喝。

5 飲酒勿過量

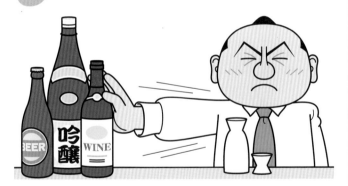

前一陣子啤酒裡含量不少的普林引起人們談論。其實罹患高尿酸血症與痛風的人必須節制飲酒，因為：

①酒精會促使體內的普林分解，增加尿酸量。

②酒精在分解過程中形成的乳酸會阻礙尿酸排出體外，導致尿酸值上升。

③飲酒容易攝取過多熱量。

了解上述酒精帶來的負面因素之後，在喝酒時要就要記得一件事：酌量就好！

《高尿酸血症及痛風治療手冊》中提到，所謂的適量，指的是一天飲用日本酒一合（180 毫升）、啤酒 500 毫升，或者是威士忌 60 毫升的飲用量。而且除了飲酒量，每個禮拜至少要留兩天的養肝日才行。

另外，痛風發作的時候絕對禁止喝酒。

4 每日至少攝取 2 公升的水分

想要降低尿酸值，補充足夠的水分也非常重要。不常喝水的人一整天下來的尿量當然不多，如此一來就會讓尿液中的尿酸濃度增加，並且開始結晶化，形成和石頭一樣的硬塊，此時就非常容易出現尿路結石。

因此我們必須補充足夠的水分，增加尿量，把尿酸完全代謝出去。記得多補充水分，而且每天要盡量排出 2 公升的尿液。

老是喝水會顯得索然無味，這時候可以多一點變化，搭配日本茶、焙茶、烏龍茶，以及不加糖的紅茶與咖啡等飲料。

但是有一點要記住，千萬不要喝果汁或味甜的飲料，否則熱量會超標喔！

1 檢查自己的肥胖程度

首先檢查看看自己的肥胖程度吧。所謂的肥胖，一般指的是「體重超過標準數字10%以上」。至於判斷的標準，有 WHO（世界衛生組織）等國際社會普遍使用的指標，BMI（Body Mass Index ＝身高體重指數）。所謂 BMI，指的是判斷肥胖的體格指數。

首先試著利用下列算式算出自己的 BMI 吧。

計算BMI的算式

$$BMI = \frac{體重\,(kg)}{身高\,(m) \times 身高\,(m)}$$

無論男女，只要 BMI 超過 25 就算是「肥胖」，超過 30 的話，就會被判斷為需要治療的「肥胖症」。

例如身高 170 公分，體重 75 公斤的人，算出來的 BMI 是 26，這樣就會被判斷為肥胖。

判斷肥胖的基準

BMI	判定
不到18.5	體重過輕
18.5以上，不到25	標準體重
25以上，不到30	肥胖（1度）／過重
30以上，不到35	肥胖（2度）／輕度肥胖
35以上，不到40	肥胖（3度）／中度肥胖
超過40	肥胖（4度）／重度肥胖

日本肥胖學會：肥胖治療指南2011

根據日本肥胖學會規定的判斷標準，BMI 座落在 22 算是標準（最佳）體重。因此只要根據這個數值反算回去，就能夠算出自己的理想體重（標準體重）了。也就是把自己的身高（公尺）平方之後再乘以 22，這樣就可以了。

算出標準體重的算式

$$標準體重\,(kg) = 身高\,(m) \times 身高\,(m) \times 22$$

例： 身高170公分的上班族標準體重 $= 1.7 \times 1.7 \times 22 = 63.6\,(kg)$

大家覺得如何？本書收納飲食療法的其中一個目的，就是讓你從「肥胖」的體型調整成標準體重。而在這個範例當中，想要解決肥胖問題，體重就必須以 63.6 公斤為目標。

2 自己每天需要多少熱量呢？

倘若你的工作都是以坐辦公室居多，或者是平常生活鮮少用到體力的話，那麼平均每公斤的標準體重一天所需的熱量範圍必須是在 25～30 大卡之內。因此我們利用右頁的算式算出標準體重之後，再乘以 25 大卡，就能夠算出一天所需的熱量了。算好的結果四捨五入，並且以百為單位，也就是約 1400 大卡、約 1600 大卡的方式來記。

「肥胖」的人每天攝取的熱量如果能夠控制在這個數字，甚至是以下，照醫學上來講，就會慢慢瘦下來，照理說也會距離標準體重越來越近。

另外，身高 175 公分的人每天必須攝取的熱量，不管是 1600 大卡還是 1800 大卡都沒關係。倘若你想嚴格管控自己的飲食，那麼就把目標訂在熱量較低的 1600 大卡上。另外，在進行的過程當中，有的人會隔一段時間攝取 1700 大卡，其實這個數字多少會有一些誤差。本書是將攝取的熱量設定在 1600 大卡、1800 大卡及 2000 大卡，至於自己應該攝取多少熱量，不妨與醫師討論過後再來決定吧。

計算每日所需熱量的算式

$$
\boxed{\text{每天所需的熱量 (kcal)}} = \bigcirc\!\!\!\text{標準體重 (kg)} \times 25
$$

※年齡不到20歲的人成長還是需要熱量，因此要加上200～400大卡。

【例】右頁提到的範例，身高170公分的上班族，標準體重為63.6公斤的人。

64kg（標準體重）×25＝ 約1600kcal（每日所需的熱量）

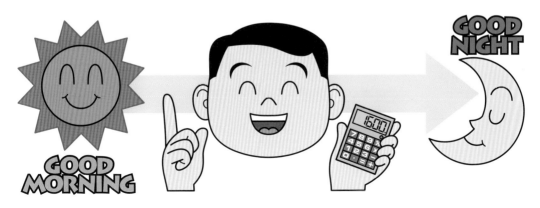

我們日常生活常吃的食品當中，普林含量特別多的食品如左表。

有高尿酸血症與痛風的人，普林攝取量每天盡量不要超過四百毫克。

另外，普林含量少的食品也一併列出，希望大家在規畫每日飲食內容的時候能夠妥善利用。

普林含量多，罹患高尿酸血症及痛風的人要避免攝取的食品
（每100克當中總普林量超過200毫克的食品）

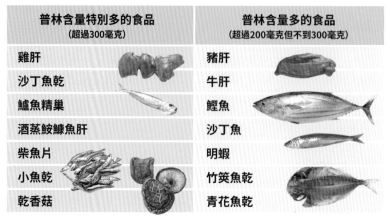

普林含量特別多的食品（超過300毫克）	普林含量多的食品（超過200毫克但不到300毫克）
雞肝	豬肝
沙丁魚乾	牛肝
鱸魚精巢	鰹魚
酒蒸鮟鱇魚肝	沙丁魚
柴魚片	明蝦
小魚乾	竹筴魚乾
乾香菇	青花魚乾

普林含量少，要盡量多加攝取的食品

普林含量少的食品（超過50毫克但不到100毫克）	普林含量特別少的食品（不到50毫克）	
鰻魚	鹽醃牛肉	地瓜
西太公魚	魚肉香腸	米飯
豬里肌肉	魚板	麵包
豬五花肉	燒烤竹輪	烏龍麵
牛肩里肌肉	甜不辣	蕎麥麵
牛肩五花肉	緋魚卵	水果
牛舌	鮭魚卵	高麗菜
羊肉	小香腸	番茄
豬腿火腿	豆腐	胡蘿蔔
加工火腿	牛奶	蘿蔔
培根	起司	白菜
肉丸子	奶油	羊栖菜
菠菜	蛋	海帶芽
花椰菜	玉米	昆布
	馬鈴薯	

《高尿酸血症、痛風治療指南》2002年（日本痛風、核酸代謝學會）

積極攝取能夠鹼化尿液的食品吧！

身體健康的人尿液呈弱酸性。如果尿酸濃度屬於酸性尿（也就是偏酸的尿液），不僅會嚴重影響到溶解度，就連排泄也會有困難。

有的食品會提升尿液的酸度，有的則是會讓尿液偏鹼。因此有高尿酸血症的人要避免攝取會讓尿液酸化的食品，盡量攝取可以鹼化尿液的食品。

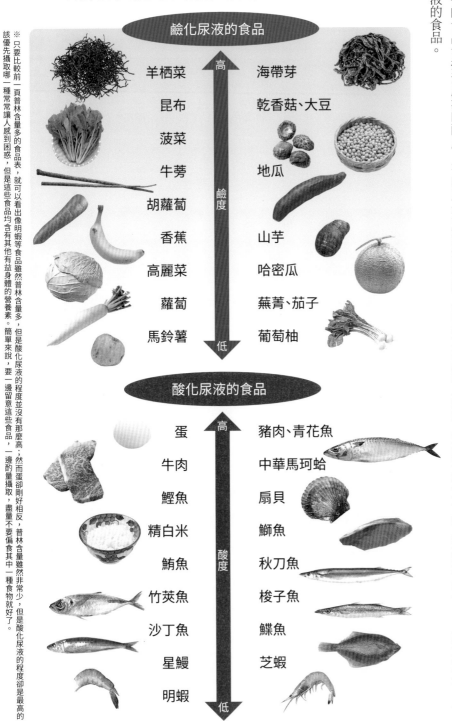

鹼化尿液的食品

鹼度　高→低

羊栖菜	海帶芽
昆布	乾香菇、大豆
菠菜	
牛蒡	地瓜
胡蘿蔔	
香蕉	山芋
高麗菜	哈密瓜
蘿蔔	蕪菁、茄子
馬鈴薯	葡萄柚

酸化尿液的食品

酸度　高→低

蛋	豬肉、青花魚
牛肉	中華馬珂蛤
鰹魚	扇貝
精白米	鰤魚
鮪魚	秋刀魚
竹莢魚	梭子魚
沙丁魚	鰈魚
星鰻	芝蝦
明蝦	

《高尿酸血症、痛風治療指南》2002年（日本痛風、核酸代謝學會）

※只要比較前一頁普林含量多的食品表，就可以看出像明蝦等食品雖然普林含量多，但是酸化尿液的程度並沒有那麼高；然而蛋卻剛好相反，普林含量雖然非常少，但是酸化尿液的程度卻是最高的。簡單來說，要一邊留意這些食品，一邊酌量攝取，盡量不要偏食其中一種食物就好了。

該優先攝取哪一種常常讓人感到困惑，但是這些食品均含有其他有益身體的營養素。

按照指示挑選配菜
自然地搭配出適合你的菜色

本書是為了能夠有效改善被稱為痛風潛在患者的高尿酸血症（血液中的尿酸增加，使得尿酸值變高的病症）以及痛風這兩種病症，因而採用嶄新的飲食療法，量身訂做、精心設計而成的食譜。說到飲食療法的食譜，常常讓人覺得其中大部分的菜色不管是調味還是風味都會少一味，不過本書介紹的每一道菜，充分利用了當季食材的美味，而且口味變化多端，相當豐富，相信其他健康的家人吃了之後也會感到心滿意足。

本書最大的特徵，就是完全去營養計算這個麻煩的步驟。專門為高尿酸血症以及痛風患者設計飲食療法時最基本的規則，一邊考慮營養均衡與否，一邊規畫出分量適當的餐點。故設計食譜的時候，必須一邊慎選使用的食材，一邊詳細計算攝取的熱量（卡路里）才行。不管是調整熱量還是分配營養，本書的每一道菜都經過

一番精心設計，相當均衡，根本就不需要絞盡腦汁計算熱量。只要遵從簡單的配膳結構（請參照十九頁）挑選副菜與湯品，之後再按照標示的材料分量下廚烹調就好了。

攝取的時候除了這些副菜與湯品，另外再加上根據自己每日所需的熱量算好的主食（請參照下圖）分量──這就是本書最基本的配膳架構（在設計的時候，主食的熱量也一併納入攝取的總熱量之中了）。

只要是在這個規則範圍內，書中的每一道菜不管怎麼組合搭配，都能夠攝取到均衡的營養，而且熱量幾乎都固定，這樣每天就能夠輕鬆地攝取到所需熱量範圍在一千六百、一千八百、兩千大卡的餐點，而且有效降低普林的攝取量。就請大家依照喜好，搭配當天想吃的菜肴，設計出豐富多變的菜色吧！

挑選主食

每餐都從下列圖表中挑選一種主食。至於自己每日應該攝取多少總熱量，請遵從主治醫師或營養管理師的指示來規劃。

適當熱量一覽表　每餐的主食量			
適當的熱量	米飯(基準量)	白吐司(基準量)	奶油麵包捲(基準量)
1600 kcal	小型飯碗一碗 (120g)	吐司1 又1/3片 (80g)	小的2個(60g)
1800 kcal	中型飯碗 八分滿多(150g)	吐司1 又2/3片 (100g)	小的2又 2/3個(80g)
2000 kcal	中型飯碗一碗 (180g)	吐司2片 (120g)	小的3個(90g)

每日從這三種類型當中挑選一種

a 類型

主食 ＋ **主菜** ＋ **副菜 A** ＋ **副菜 B** ＋ **低熱量菜肴** ＋ **牛奶或水果**

- **主食**（右頁下）從米飯與麵包當中挑選一種喜歡的主食。
- **主菜**（24～110頁）挑選一道喜歡的菜肴。
- **副菜 A**（112～140頁）從中挑選一道。
- **副菜 B**（142～168頁）從中挑選一道。
- **低熱量菜肴**（184～189頁）配菜如果不夠，就從這當中追加一道菜。
- **牛奶或水果**（21～22頁）為了讓營養更加均衡，每天攝取的分量都要固定。

b 類型

主食 ＋ **主菜** ＋ **副菜 A** ＋ **湯品** ＋ **低熱量菜肴** ＋ **牛奶或水果**

- **主食**（右頁下）從米飯與麵包當中挑選一種喜歡的主食。
- **主菜**（24～110頁）挑選一道喜歡的菜肴。
- **副菜 A**（112～140頁）從中挑選一道。
- **湯品**（20頁）從中挑選一道。
- **低熱量菜肴**（184～189頁）配菜如果不夠，就從這當中追加一道菜。
- **牛奶或水果**（21～22頁）為了讓營養更加均衡，每天攝取的分量都要固定。

c 類型

主餐 ＋ （擇一）**副菜 A** ／ **副菜 B** ＋ **低熱量菜肴** ＋ **牛奶或水果**

- **主餐**（170～182頁）主食與主菜合在一起，像是蓋飯或炒麵之類的菜色。挑選一道喜歡的主餐。
- **副菜 A**（112～140頁）兩千大卡的人從中挑選一道。
- **副菜 B**（142～168頁）一千六百、一千八百大卡的人從中挑選一道。
- **低熱量菜肴**（184～189頁）配菜如果不夠，就從這當中追加一道菜。
- **牛奶或水果**（21～22頁）為了讓營養更加均衡，每天攝取的分量都要固定。

挑選湯品 （挑選 b 類型菜色為一餐的人）

　　說到湯品的熱量，以味噌湯為例，沒有湯料的話一碗約 25 大卡，但是其他清湯或排骨高湯，熱量則幾乎是零。不管是哪一種湯，只要湯料是貝類、蔬菜、蕈菇或海藻，而且分量與這一頁的圖示差不多的話，品嘗的時候其實不太需要在意熱量。

　　但是像豬肉味噌湯這種配料多，而且材料會先下鍋油炒，或者是像濃湯這種會用到奶油或牛奶的湯品例外。因為這些湯不僅熱量高，脂質的分量更是不少，所以這一類的湯品就將其歸類在「副菜」項下。至於什麼樣的湯品該當作「副菜」來搭配，就先與營養管理師討論之後再來決定吧。

例1　味噌湯

每一碗的分量都是 150 毫升，味噌的用量最多到 12 克。

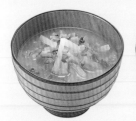 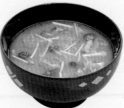 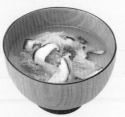 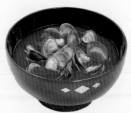

●蘿蔔味噌湯
（蘿蔔 30 克，蘿蔔葉 20 克）

●滑菇味噌湯
（滑菇 20 克，鴨兒芹 5 克）

●白菜鮮菇味噌湯
（白菜 30 克，生香菇½朵）

●蜆貝味噌湯
（帶殼蜆貝 50 克）

例2　清湯

一碗的分量為 150 毫升。

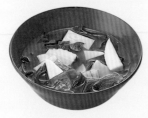 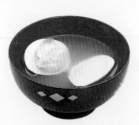

●竹筍清湯
（水煮竹筍 30 克，海帶芽 10 克）

●文蛤清湯
（帶殼文蛤大的一顆）

例3　高湯

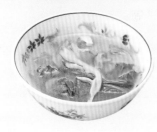 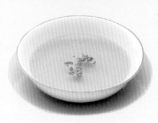

●中式青江菜湯
150 毫升
（青江菜 20 克，舞菇 20 克，香麻油少許）

●排骨高湯
200 毫升
（排骨高湯塊 1 個，荷蘭芹碎末少許）

每日必須攝取的牛奶及乳製品分量

每天盡量攝取其中一種吧！各攝取一半也可以。

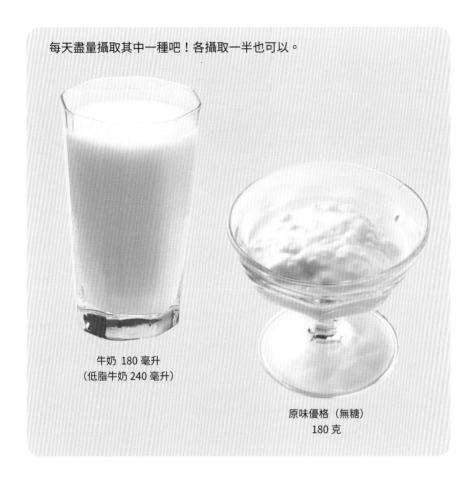

牛奶 180 毫升
（低脂牛奶 240 毫升）

原味優格（無糖）
180 克

為了攝取均衡的營養，除了一日三餐，我們每天還要攝取「牛奶、乳製品」與「水果」。

牛奶營養價值非常高，富含人體容易缺乏的鈣與品質優良的蛋白質。記得，每天要盡量攝取 180 毫升（約 1 杯）的牛奶，如果是低脂牛奶可以增加攝取到 240 毫升。而不敢喝牛奶的人可以改吃 180 克的優格，但是盡量不要加糖，改加下一頁列出的水果，利用其本身的甜味來增添風味。

水果裡頭含有維他命、礦物質與膳食纖維等營養素，更是維他命 C 重要的供給來源。每日可以進食的量因水果而異，請大家參考圖表來決定，畢竟水果裡頭的糖分含量不少，過量的話反而會攝取太多的熱量，因此食用的分量一定要固定。

另外，牛奶與水果未必要一起攝取。可以當作零嘴，也可以當作三餐其中一餐的飲料，甚至是當作甜點食用，就請大家依照喜好，自由攝取。

每日可食用的水果分量

謹守上頭的標示，每日攝取其中一種水果吧！兩種水果各攝取一半也可以。

草莓
總重量　260克／果肉量　250克
標準量　中型10顆

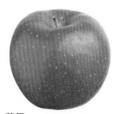

蘋果
總重量　180克／果肉量　150克
標準量　中型2/3顆

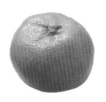

橘子
總重量　250克／果肉量　200克
標準量　中型2顆

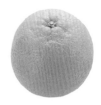

香丁
總重量　330克／果肉量　200克
標準量　中型1顆

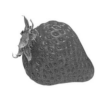

葡萄柚
總重量　290克／果肉量　200克
標準量　中型1顆

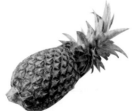

鳳梨
總重量　280克／果肉量　180克
標準量　中型2/5顆

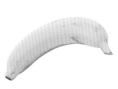

香蕉
總重量　170克／果肉量　100克
標準量　中型1根

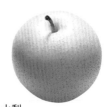

水梨
總重量　240克／果肉量　200克
標準量　中型2/3顆

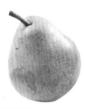

西洋梨
總重量　180克／果肉量150克
標準量　中型1顆

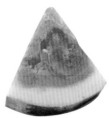

水蜜桃
總重量　240克／果肉量　200克
標準量　中型1顆

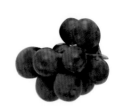

西瓜
總重量　340克／果肉量　200克

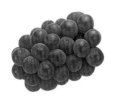

葡萄
總重量　150克／果肉量　130克
標準量　中型2/3串

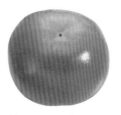

柿子
總重量　150克／果肉量　130克
標準量　中型1顆

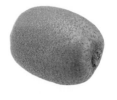

奇異果
總重量　180克／果肉量　150克
標準量　中型2顆

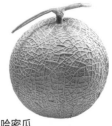

哈密瓜
總重量　400克／果肉量　200克

巨峰葡萄
總重量　150克／果肉量　130克
標準量　8～10顆

※果肉量指的是去除果皮與籽之後，可以直接食用的量。
※西瓜與哈密瓜大小各有落差，不可目測，要好好計量。
　此基準為參考「2010日本食品標準成分表」的資料概算。

有效降低尿酸值！

可以控制熱量與普林，營養均衡

主 菜

●每一道菜標示的熱量、鹽分等營養資料都是一人份。
●材料的分量都是一人份。原則上除非特別指定，否則使用的都是
　淨重的分量（蔬菜的話是去除果蒂與皮，純粹可以食用的量）。
●原則上除非特別指定，否則使用的材料都要先洗淨，蔬菜要先去
　皮處理。
●使用的高湯是用昆布萃取的日式高湯。用柴魚及小魚乾萃取的高
　湯普林含量多，不建議使用。

每餐菜色的搭配方式　挑選a或b類型

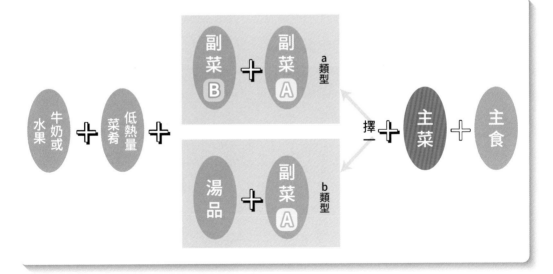

只要遵循這個架構挑選配菜，每天就能夠輕鬆地設計出營養均
衡，而且已計算好熱量（卡路里）的健康菜色。

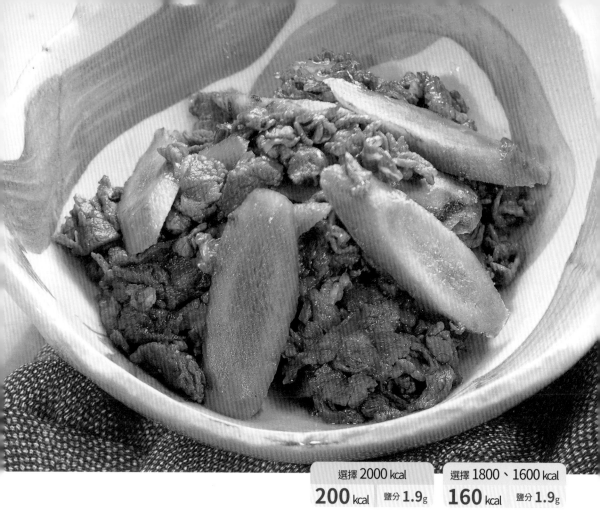

選擇 2000 kcal		選擇 1800、1600 kcal	
200 kcal	鹽分 **1.9**g	**160** kcal	鹽分 **1.9**g

搭配牛蒡、促進尿酸排出的肉類料理
牛肉煮炒牛蒡片

■ 材料（1人份）		2000 大卡	1800、1600 大卡
牛腿薄肉片（瘦肉）		60g	50g
牛蒡		40g	40g
A	昆布高湯	¼ 小杯	¼ 小杯
	醬油	2 小匙	2 小匙
	味醂	2 小匙	1 又 ⅓ 小匙
植物油		½ 小匙	¼ 小匙

〈作法〉

❶ 牛蒡刮皮，削切成五到六公釐厚，泡水去除澀味之後，撈起瀝乾備用。

❷ 牛腿薄肉片切成適口大小。

❸ 鍋子熱好植物油之後以中火拌炒①與②。待肉炒上色時加入A，牛蒡煮軟，再以小火收乾醬汁即可。

重點在這裡！ 牛蒡是鹼化尿液（讓尿液偏鹼性）的食品之一（請參照 17 頁）。此道菜肴將肉量稍微控制也是重點之一。

24

細心慢燉腰內肉

韓式牛肉燉蘿蔔

材料（1人份）		2000 大卡	1800、1600 大卡
牛腰肉		50g	40g
蘿蔔		100g	100g
薑		½片	½片
大蒜		½片	½片
紅辣椒（切小段）		½根	½根
A	水	1杯	1杯
	醬油	½大匙	½大匙
	砂糖	1小匙	1小匙
	韓式辣醬	1小匙	1小匙
香麻油		1小匙	½小匙
炒過的白芝麻		1小匙	½小匙

〈作法〉

❶ 蘿蔔滾刀斜切成適口大小。

❷ 薑與大蒜切碎末。

❸ 牛腰肉切成一公分厚。

❹ 將香麻油、②與紅辣椒倒入鍋，以小火爆香之後加入③與①均勻拌炒。

❺ 將A加入④中，以小火將蘿蔔燉透，煮汁收乾為止。

❻ 盛入容器中，撒上白芝麻即可。

烹調筆記
韓式辣醬是韓國的調味料，也就是加了辣椒的味噌醬。大型超市與百貨公司均有販售。

選擇 2000 kcal
200 kcal　鹽分 **1.4**g

選擇 1800、1600 kcal
160 kcal　鹽分 **1.3**g

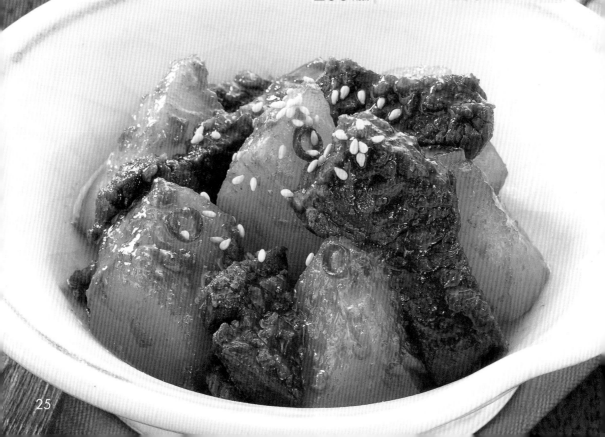

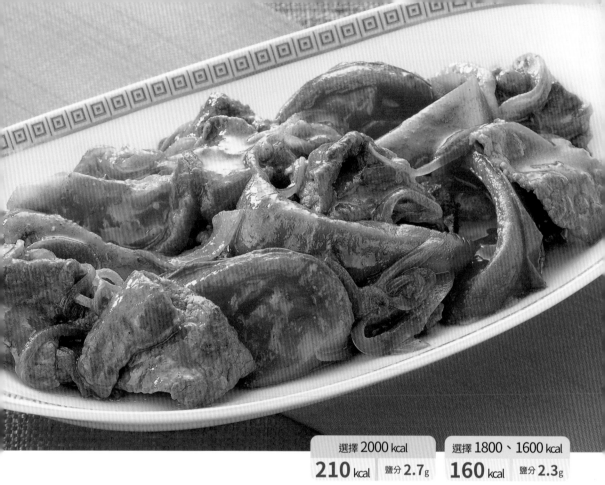

	選擇 2000 kcal		選擇 1800、1600 kcal	
	210 kcal	鹽分 **2.7** g	**160** kcal	鹽分 **2.3** g

使用腿肉，減少熱量

中式牛肉炒蕃茄

■ 材料（1 人份）	2000 大卡	1800、1600 大卡
牛腿薄肉片（瘦肉）	60g	50g
番茄	½個	½個
青椒	½個	½個
洋蔥	¼個	¼個
鹽、胡椒	各少許	各少許
A 醬油	1 小匙	1 小匙
A 日本清酒	1 小匙	1 小匙
A 蠔油醬	1 小匙	½小匙
A 砂糖	½小匙	½小匙
植物油	1 小匙	½小匙

〈作法〉

❶ 番茄切成月牙形。青椒去籽後直切成三等份，洋蔥切薄片。

❷ 牛腿薄肉片切適口大小。

❸ 平底鍋熱好植物油，依序放入洋蔥、青椒與牛肉，以大火將牛肉炒上色後倒入番茄，撒上一些鹽與胡椒，快炒使其入味。

❹ A 調好之後淋在❸上，讓材料都沾上醬汁熄火即可。

享受南洋佳肴的美味

泰式牛肉蔬菜沙拉

〈作法〉

❶ 紫洋蔥切成薄片。豆芽菜摘除鬚根，西洋芹去纖維後斜切成薄片。胡蘿蔔切成細絲。蔬菜處理好之後泡冷水，讓口感變得更清脆，瀝乾備用。

❷ 每一片牛腿薄肉片切成三等份，放入沸水裡，涮至變色之後，立刻撈起放入冷水中，再瀝乾水分。

❸ A倒入碗盆，攪拌均勻。

❹ ①與②大致拌和，盛入容器中，淋上③，香菜撕碎後撒在上面即可。

■ 材料（1人份）	2000 大卡	1800、1600 大卡
牛腿薄肉片（瘦肉）	70g	55g
紫洋蔥	⅛個	⅛個
豆芽菜	40g	40g
西洋芹	¼根	¼根
胡蘿蔔	20g	20g
香菜	1株	1株
A 醬油	⅓小匙	⅓小匙
醋	½大匙	½大匙
檸檬汁	1小匙	1小匙
魚露	½大匙	½大匙
砂糖	½大匙	½大匙
紅辣椒（切碎末）	½根	½根
大蒜（切碎末）	½小匙	½小匙

重點在這裡！ 採用汆燙手法烹調的料理不僅可以減少普林，還能夠去除肉類多餘的脂肪，值得推薦。

烹調筆記
魚露是泰國人用魚釀製的醬油。到大型超市或百貨公司均能買到。手邊沒有的話，亦可用分量各一半的醬油及檸檬汁調製的醬汁代替。另外，這道菜的豆芽菜要直接生食，記得要挑選新鮮一點的喔！

選擇 2000 kcal
190 kcal　鹽分 **0.4**g

選擇 1800、1600 kcal
160 kcal　鹽分 **0.4**g

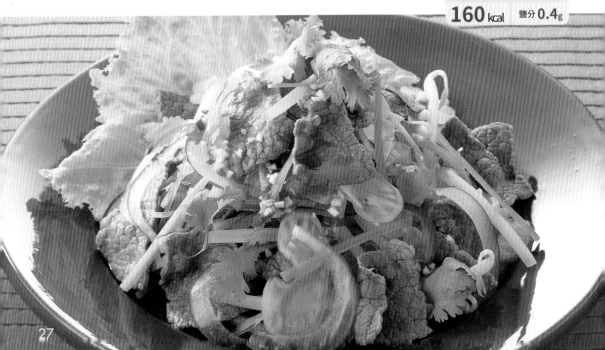

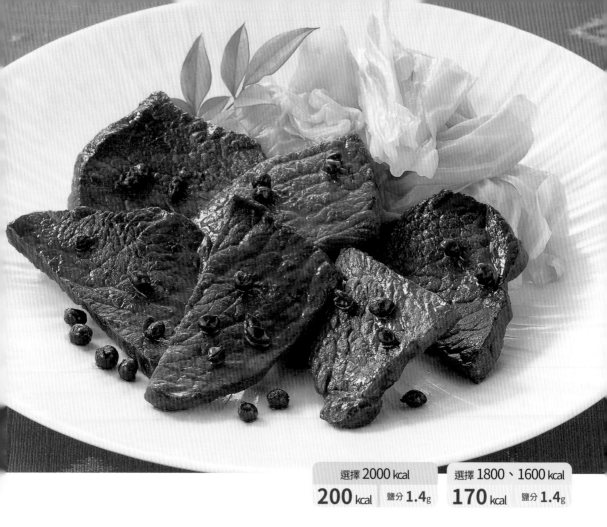

選擇 2000 kcal		選擇 1800、1600 kcal	
200 kcal	鹽分 **1.4**g	**170** kcal	鹽分 **1.4**g

風味刺辣的山椒粒襯托出味淡菜肴的美味

香煎山椒牛肉

〈作法〉

❶ 用擀麵棍輕輕敲扁牛腿肉之後，每一塊都切成一半。

❷ A 倒入碗盆，攪拌均勻。

❸ 高麗菜切適口大小之後倒入沸水裡略為汆燙，瀝乾備用。

❹ 平底鍋熱好植物油，倒入 ①，大火快炒至變色時加入 ②拌炒，熄火。

❺ ④盛入容器中，配上③即可。

■材料（1人份）		2000 大卡	1800、1600 大卡
牛腿肉		60g	50g
A	醬油	½大匙	½大匙
	味醂	½大匙	½大匙
	日本清酒	½大匙	½大匙
	砂糖	½小匙	½小匙
	山椒粒	½小匙	½小匙
植物油		1 小匙	½小匙
高麗菜		1 片	1 片

看了暑氣全消、口味清爽的夏季美食

蘿蔔泥醋拌牛肉片

〈作法〉

❶ 用磨泥器將蘿蔔與小黃瓜磨成菜泥之後，一起倒入網眼較細的濾網裡，瀝乾備用。

❷ 牛腿薄肉片切成三公分寬。

❸ 將②一片一片地放入沸水裡，涮至變色之後，立刻撈起放入冷水中，瀝乾。

❹ 將③、①以及調勻的 A 倒入碗盆，攪拌均勻。

❺ 將④盛入擺飾著綠紫蘇葉的容器中，最後再撒上青蔥即可。

■ 材料（1 人份）		2000 大卡	1800、1600 大卡
牛腿薄肉片（瘦肉）		80g	65g
蘿蔔		60g	60g
小黃瓜		½條	½條
A	醬油	1 小匙	1 小匙
	醋	1 小匙	1 小匙
	檸檬汁	1 小匙	1 小匙
	砂糖	1 小匙	1 小匙
綠紫蘇葉		1 片	1 片
青蔥（切蔥花）		1 根	1 根

重點在這裡！ 肉永燙過後就可以減少一些當中所含的普林。

選擇 2000 kcal		選擇 1800、1600 kcal	
190 kcal	鹽分 **1.0** g	**160** kcal	鹽分 **0.9** g

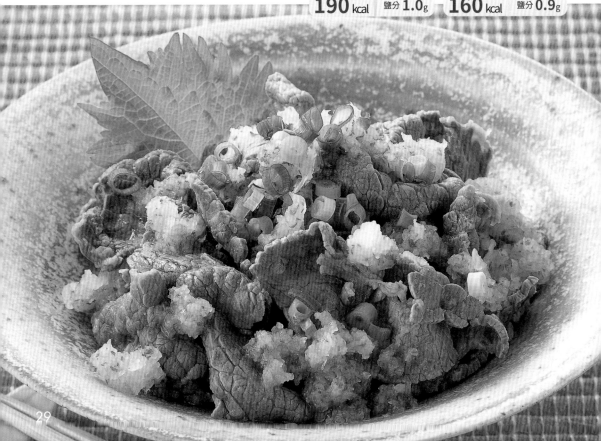

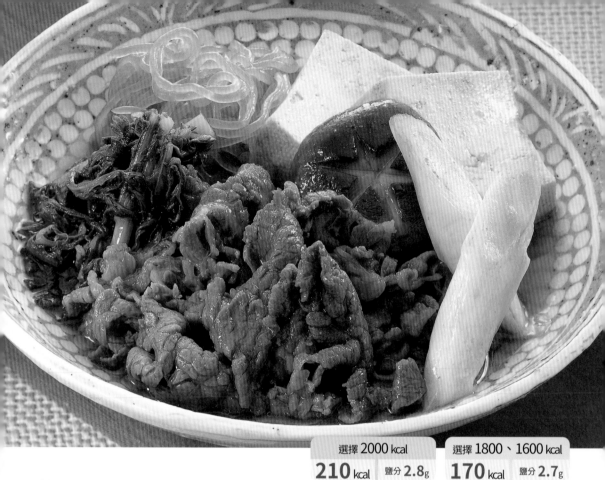

營養均衡，可口美味

壽喜燒牛肉

〈作法〉

❶ 將板豆腐切成一公分厚的正方形。

❷ 將蒟蒻絲切成適口長度，放入沸水裡煮一分鐘之後用濾網撈起，瀝乾。

❸ 將大蔥切斜段。生香菇菇頂刻出星形圖案之後，再淺淺劃入三條切痕。茼蒿切段。

❹ 將牛腿薄肉片切適口長度。

❺ 將 A 倒入鍋，煮開後依序加入板豆腐、蒟蒻絲、生香菇與牛肉。當材料煮至入味時放入大蔥與茼蒿，略為煮開後熄火即可。

■ 材料（1 人份）		2000 大卡	1800、1600 大卡
牛腿薄肉片（瘦肉）		60g	45g
板豆腐		40g	30g
蒟蒻絲		40g	40g
大蔥		30g	30g
生香菇		2 朵	2 朵
茼蒿		30g	30g
A	昆布高湯	3 大匙	3 大匙
	醬油	1 大匙	1 大匙
	日本清酒	1 大匙	1 大匙
	砂糖	1 小匙	1 小匙

建議

湯汁最好不要食用，以免攝取過多的鹽分。不僅如此，
不食用煮汁還可以控制普林的攝取量。

● 肉類料理

用烏龍茶汆燙，減少普林與脂肪

烏龍茶豬肉佐山椒黑醋醬

〈作法〉

❶ 將豬腿肉塊入鍋，注入高度剛好可以蓋住肉塊的水量，放入烏龍茶茶葉、日本清酒及鹽，以中火煮二十分鐘。熄火之後直接放置冷卻，再將肉塊切成五到六公釐厚的肉片。

❷ 將A與青蔥倒入小碗盆中，混合調成淋醬。

❸ 將青花菜切小朵，放入沸水裡燙至適當軟硬度之後，撈起瀝乾備用。

❹ 將①盛入盤中，淋上②，附上③即可。

■ 材料（1人份）		2000 大卡	1800、1600 大卡
豬腿肉塊（瘦肉）		100g	70g
烏龍茶茶葉		1 大匙	1 大匙
日本清酒		1 小匙	1 小匙
鹽		少許	少許
A	醬油	1 小匙	1 小匙
	黑醋	1 小匙	1 小匙
	山椒粉	少許	少許
	辣油	½小匙	½小匙
青蔥（切蔥花）		1 大匙	1 大匙
青花菜		60g	60g

烹調筆記
黑醋是長時間發酵熟成的米醋，含有豐富的胺基酸，酸味較低，而且滋味香醇。

選擇 2000 kcal　**190** kcal　鹽分 **1.9** g

選擇 1800、1600 kcal　**160** kcal　鹽分 **1.9** g

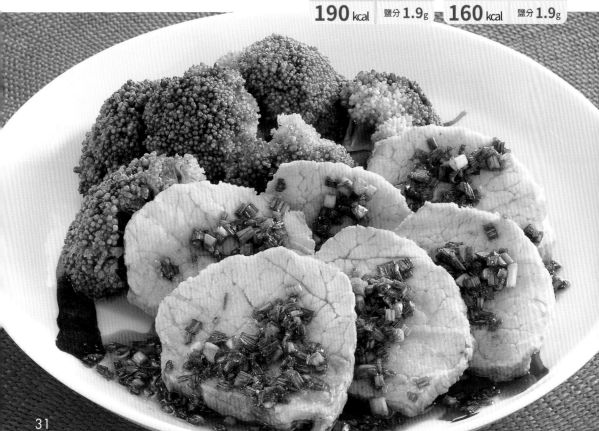

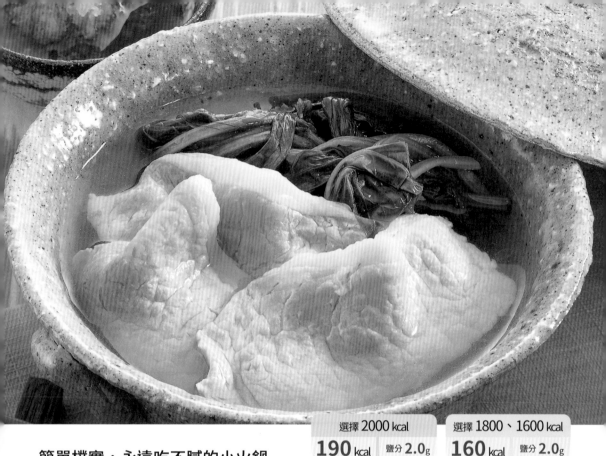

	選擇 2000 kcal		選擇 1800、1600 kcal	
	190 kcal	鹽分 **2.0**g	**160** kcal	鹽分 **2.0**g

簡單樸實，永遠吃不膩的小火鍋

菠菜豬肉鍋

〈作法〉

❶ 將菠菜放入沸水裡，稍微燙軟後撈起，擰乾，切二到三等份左右的長度。

❷ 將 B 倒入小碗盆中，調成橘醋醬油，注入醬油碟中備用。

❸ 將蘿蔔泥撒上辣椒粉，混合調成紅葉蘿蔔泥。

❹ 將豬肩里肌肉長度切半。

❺ 將 A 倒入陶鍋中，煮沸後將④一片一片地攤放至鍋裡，煮熟後加入①，略為燙過。

❻ 將適量的③加至②中。

❼ 將⑤沾著⑥享用即可。

■ 材料（1 人份）	2000 大卡	1800、1600 大卡
豬肩里肌薄肉片	70g	55g
菠菜	100g	100g
A 水	1 杯	1 杯
A 日本清酒	¼ 杯	¼ 杯
A 鹽	少許	少許
B 薄口醬油	½ 大匙	½ 大匙
B 醋	½ 大匙	½ 大匙
B 柚子擰汁	1 小匙	1 小匙
蘿蔔泥	2 大匙	2 大匙
辣椒粉	少許	少許

重點在這裡！ 如果想要減少肉類所含的普林，火鍋也是值得推薦的烹調手法。不過盡量不要食用已經溶入普林的湯汁。

利用鹹鹹甜甜味噌調味的中式菜肴

豬肉味噌炒高麗菜

〈作法〉

❶ 將高麗菜切成三到四塊的塊狀，胡蘿蔔直切成一半之後再斜切成薄片。

❷ 將大蔥斜切成一公分寬的蔥段。

❸ 將豬肩里肌肉切成三到四公分長。

❹ 將A倒入小碗盆中，攪拌均勻。

❺ 將植物油、薑與②倒入平底鍋中，以小火爆香後加入③，轉大火炒上色時，再倒入①拌炒。淋上④，所有材料都沾上醬汁之後熄火即可。

■ 材料（1人份）		2000大卡	1800、1600大卡
豬肩里肌薄肉片（瘦肉）		80g	60g
高麗菜		1片	1片
胡蘿蔔		20g	20g
大蔥		10g	10g
薑（切碎末）		少許	少許
A	甜麵醬	2小匙	2小匙
	日本清酒	1小匙	1小匙
	醬油	少許	少許
植物油		1小匙多	1小匙

烹調筆記

甜麵醬是中式調味料之一，也就是在麵粉裡加麴釀製而成的甜味噌。大型超市或百貨公司均有販售。手邊沒有甜麵醬的話，亦可用 2 小匙紅味噌加½小匙砂糖代替。

選擇 2000 kcal		選擇 1800、1600 kcal	
200 kcal	鹽分 **0.5**g	**160** kcal	鹽分 **0.4**g

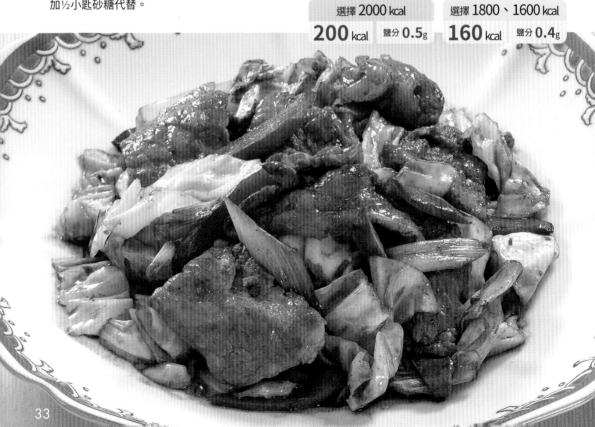

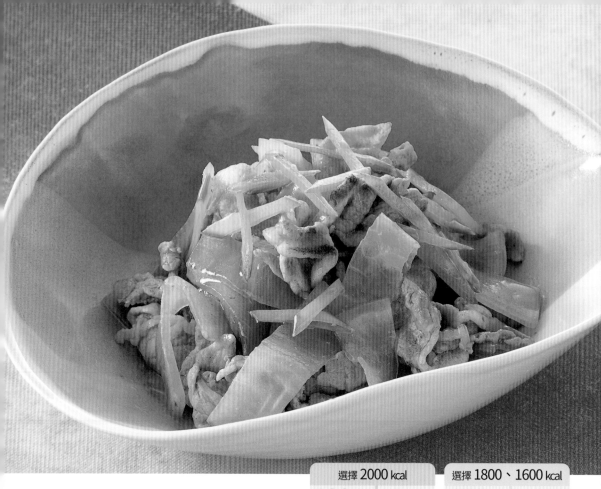

	選擇 2000 kcal		選擇 1800、1600 kcal	
	190 kcal	鹽分 **1.9**g	**150** kcal	鹽分 **1.1**g

炒過再燉，味道更濃
快滷豬肉蘿蔔片

■ 材料（1人份）		2000 大卡	1800、1600 大卡
豬腿肉薄肉片（瘦肉）		70 公克	55 公克
蘿蔔		150 公克	150 公克
豌豆莢		2 片	2 片
昆布高湯		½ 杯	½ 杯
A	醬油	½ 大匙	1 小匙
	日本清酒	½ 大匙	1 小匙
	味醂	½ 大匙	1 小匙
植物油		1 小匙	約 1 小匙

〈作法〉

❶ 蘿蔔切成一到二公釐厚之後，再切成一公分寬的長條。

❷ 豌豆莢放入沸水裡，略為汆燙後泡水冷卻，瀝乾後再切細絲。

❸ 豬腿肉切適口大小。

❹ 鍋子熱好植物油之後以大火快炒③。待肉炒上色時加入①，略為拌炒。

❺ 高湯倒入④中，以中火煮五到六分鐘後加入 A，燉至煮汁收乾。

❻ ⑤盛入容器中，最後再撒上②即可。

34

香辣刺激，風味爽口不膩

豬肉蔬菜南蠻漬

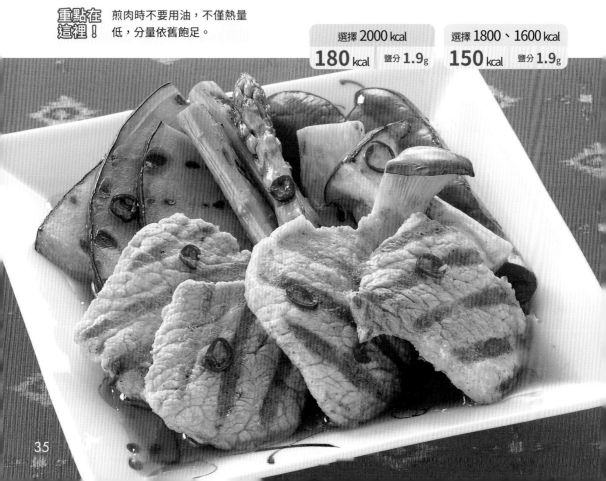

■ 材料（1人份）		2000 大卡	1800、1600 大卡
豬腿肉		4片（80g）	3片（60g）
紅甜椒		½個	½個
綠蘆筍		大支1根	大支1根
杏鮑菇		½條	½條
南瓜		40公克	40公克
A	醬油	½大匙	½大匙
	醋	1大匙	1大匙
	昆布高湯	1大匙	1大匙
	砂糖	½小匙	½小匙
	紅辣椒（切小段）	½根	½根
鹽、胡椒		各少許	各少許

〈作法〉

❶ 將紅甜椒直切成一半。

❷ 將綠蘆筍切除根部之後長度切成三等份。杏鮑菇撕成二到三條。南瓜成切三公釐厚。

❸ 將豬腿肉放在砧板上，用擀麵棍輕輕敲扁。

❹ 將A倒入碗盆，攪拌均勻。

❺ 烤盤或鐵氟龍平底鍋熱好後不需上油，直接用中火將③的兩面煎成金黃色，稍微撒上鹽與胡椒，再趁熱放入④中醃漬一小時。

❻ ①與②的蔬菜也一樣，煎過之後（不需撒鹽及胡椒）放入④中醃漬即可。

❼ 最後將⑤與⑥盛盤即可。

重點在這裡！ 煎肉時不要用油，不僅熱量低，分量依舊飽足。

選擇 2000 kcal　**180** kcal　鹽分 **1.9**g

選擇 1800、1600 kcal　**150** kcal　鹽分 **1.9**g

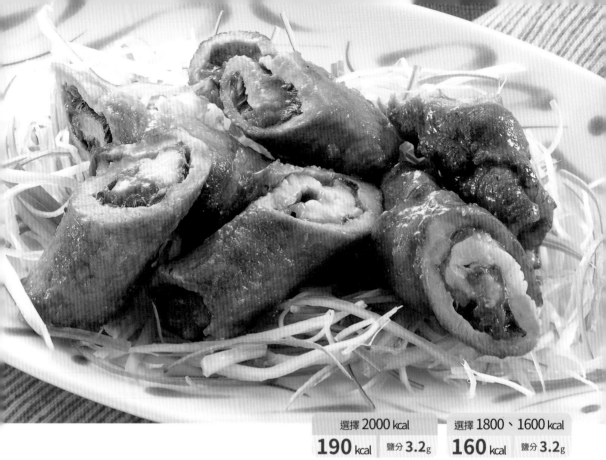

	選擇 2000 kcal		選擇 1800、1600 kcal	
	190 kcal	鹽分 **3.2**g	**160** kcal	鹽分 **3.2**g

建議搭配鹽分較少的副菜

豬肉鹹梅紫蘇卷

■ 材料（1人份）	2000 大卡	1800、1600 大卡
豬肩里肌薄肉片	70g	60g
綠紫蘇葉	3 片	3 片
鹹梅果肉	1 粒	1 粒
日本清酒	1 小匙	1 小匙
鹽、胡椒	各少許	各少許
麵粉	1 小匙	1 小匙
A 醬油	½小匙	½小匙
A 味醂	½小匙	½小匙
A 昆布高湯	2 大匙	2 大匙
植物油	1 小匙多	約 1 小匙
大蔥	⅓根	⅓根

〈作法〉

❶ 將鹹梅果肉剁成泥之後倒入容器中，加入日本清酒，調勻備用。

❷ 將 A 倒入小碗盆中，攪拌均勻。

❸ 將豬肩里肌肉一片一片地攤放在砧板上，分別稍微撒些鹽與胡椒之後，擺上綠紫蘇葉，將①均等塗抹在上，從邊緣整個捲起來，並在表面撒上一層薄薄的麵粉。

❹ 將平底鍋熱好植物油，③的接縫處朝下貼放在鍋面上。以大火煎上色之後轉小火，用筷子一邊滾動，一邊將肉捲煎熟，倒入②，續煮一到二分鐘。

❺ 將大蔥切成三公分長的蔥絲，泡水讓口感變得清脆，瀝乾鋪放盤中，最後再將④切成適口大小，擺放其中即可。

肉先煎過，去除多餘油脂之後再燉煮

辣煮豬肉

〈作法〉

❶ 將大蔥切三公分長。

❷ 取①其中一段蔥白，切成蔥絲之後泡水，讓口感變得更清脆，瀝乾做成白髮蔥，與辣椒粉拌和後備用。

❸ 將獅子椒用牙籤隨處戳幾個洞。

❹ 將豬腿肉放在砧板上，用擀麵棍輕輕敲扁之後長度切半。

❺ 熱好烤網之後將④放在上面，以中火把兩面烤成金黃色。①與③也以相同方式燒烤。

❻ 將A倒入鍋，煮沸後放入⑤後以中火滷煮，湯汁收乾剩下少許時熄火。

❼ 將⑥盛入容器中，撒上②即可。

■ 材料（1人份）	2000 大卡	1800、1600 大卡
豬腿肉	2 片(85g)	約2片(60g)
大蔥	½根	½根
獅子椒	2 根	2 根
A　鮮雞湯	⅓杯	⅓杯
A　醬油	½小匙	½小匙
A　味噌	½小匙	½小匙
A　日本清酒	1 小匙	1 小匙
A　砂糖	½小匙	½小匙
A　蒜泥	½小匙	½小匙
A　豆瓣醬	⅓小匙	⅓小匙
辣椒粉	少許	少許

※ 鮮雞湯是用⅕個雞湯塊加⅓杯熱水調製的湯底。

選擇 2000 kcal		選擇 1800、1600 kcal	
190 kcal	鹽分 **1.3**g	**160** kcal	鹽分 **1.3**g

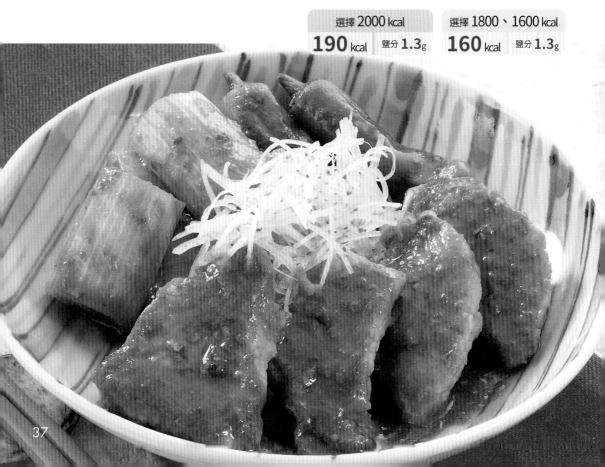

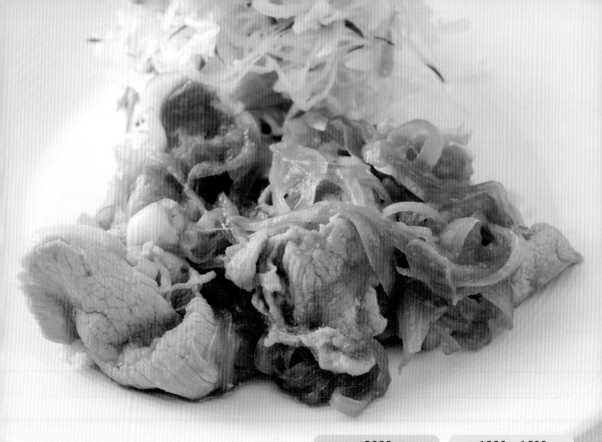

選擇 2000 kcal		選擇 1800、1600 kcal	
190 kcal	鹽分 **1.8**g	**160** kcal	鹽分 **1.4**g

就算是涮涮鍋的肉，口感依舊豐富

薑汁豬肉片

〈作法〉

❶ 將豬腿肉與 A 拌和，醃漬入味。

❷ 將洋蔥切成薄片。

❸ 平底鍋熱好植物油，洋蔥炒軟之後加入①與②，拌炒至湯汁收乾。

❹ 將③盛入容器，高麗菜、胡蘿蔔與小黃瓜混合之後擺盤即可。

■ 材料（1人份）		2000 大卡	1800、1600 大卡
豬腿肉（涮涮鍋肉片）		60g	55g
A	薑泥	½小匙	½小匙
	味醂	½小匙	½小匙
	日本清酒	2 小匙	2 小匙
	醬油	2 小匙	½大匙
洋蔥		10g	10g
高麗菜（切絲）		½片	½片
胡蘿蔔（切絲）		6g	6g
小黃瓜（切絲）		6g	6g
植物油		½大匙	1 小匙

豬肉下鍋燙，滋味更清爽

冷涮豬肉沙拉

■ 材料（1人份）	2000 大卡	1800、1600 大卡
豬腿肉薄肉片（瘦肉）	70g	60g
高麗菜	1 片	1 片
小黃瓜	½根	½根
胡蘿蔔	30g	30g
A 美乃滋	2 小匙	½大匙
檸檬汁	½小匙	½小匙
涮涮鍋芝麻沾醬(市售品)	2 小匙	2 小匙
醬油	½小匙	½小匙
日本酒	1 小匙	1 小匙

〈作法〉

❶ 將高麗菜放入沸水裡，煮軟之後撈起瀝乾，切成細絲。

❷ 將小黃瓜與胡蘿蔔切絲，放入沸水裡略為汆燙，撈起冷卻，瀝乾備用。

❸ 將 A 倒入小碗盆中，混合調勻，做成醬汁。

❹ 將豬腿肉一片一片地攤放在沸水裡，燙至變色之後撈起放入冷水中，用廚房紙巾擦乾，長度切半。

❺ 將④放在盤子的正中央，①與②盛入盤中，最後再淋上③即可。

重點在這裡！ 豬肉一片一片攤開來燙，就可以減少當中所含的普林。

選擇 2000 kcal		選擇 1800、1600 kcal	
200 kcal	鹽分 **1.1**g	**170** kcal	鹽分 **1.1**g

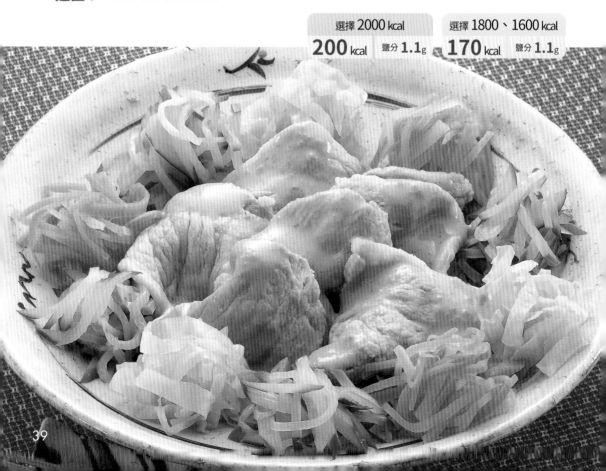

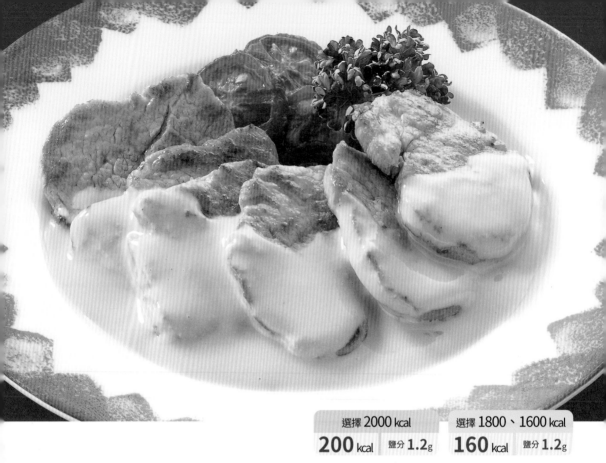

選擇 2000 kcal		選擇 1800、1600 kcal	
200 kcal	鹽分 **1.2**g	**160** kcal	鹽分 **1.2**g

用健康的豆漿調出口感新鮮的醬汁
豬腰肉淋豆奶醬

〈作法〉

❶ 將豬腰內肉放在砧板上，用擀麵棍輕輕敲扁，長度切半之後撒上少許鹽與胡椒。

❷ 平底鍋熱好植物油，將①的兩面煎成金黃色，盛入盤中。

❸ A 倒入②的平底鍋中，以小火熬煮三到四分鐘之後淋在②的豬肉上。

❹ 將小番茄切半後撒上少許鹽，放入烤箱略為烘烤之後，連同荷蘭芹附在③中即可。

■ 材料（1 人份）		2000 大卡	1800、1600 大卡
豬腰內肉		3 片(80g)	3 片(60g)
鹽、胡椒		各少許	各少許
A	無糖豆漿	⅓杯	⅓杯
	伍斯特辣醬	1 小匙	1 小匙
	芥末醬	⅓小匙	⅓小匙
植物油		1 小匙多	1 小匙
小番茄		2 個	2 個
荷蘭芹		少許	少許

重點在這裡！ 豬肉當中脂肪少的腰內肉熱量較低，是最值得推薦的食用部位。

包上生蔬菜，口感更爽快

韓式照燒烤雞排

〈作法〉

❶ 雞腿肉較厚部分切至一半，刀子直接貼放在肉排的右側上，朝左橫切一半，但是肉不要切斷；收回刀鋒後，刀面轉向貼放在肉排的左側上，切法同上。如此可讓整塊肉的厚度均等一致，這就是「左右對開切法」。

❷ 將①放在鐵盤中，裹上調勻的 A 之後醃漬二十分鐘。

❸ 將青蔥切成五公分長的蔥段，大蒜切成薄片。廣東萵苣撕成適口大小。

❹ 熱好烤網，將②放上，兩面烤成金黃色之後切成適口大小，盛入盤中。

❺ 將③盛盤，檸檬切半後擺飾在旁。享用時③夾入雞肉中，擠上檸檬汁即可。

■ 材料（1 人份）		2000 大卡	1800、1600 大卡
雞腿肉（帶皮）		75g	55g
A	醬油	1 小匙	⅔小匙
	日本清酒	1 小匙	1 小匙
	砂糖	1 小匙多	約 1 小匙
	蒜泥	⅓小匙	⅓小匙
	辣椒粉	少許	少許
青蔥		1 根	1 根
大蒜		½瓣	½瓣
廣東萵苣		1 片	1 片
檸檬（切成月牙形）		1 塊	1 塊

選擇 2000 kcal		選擇 1800、1600 kcal	
200 kcal	鹽分 **1.1**g	**150** kcal	鹽分 **0.8**g

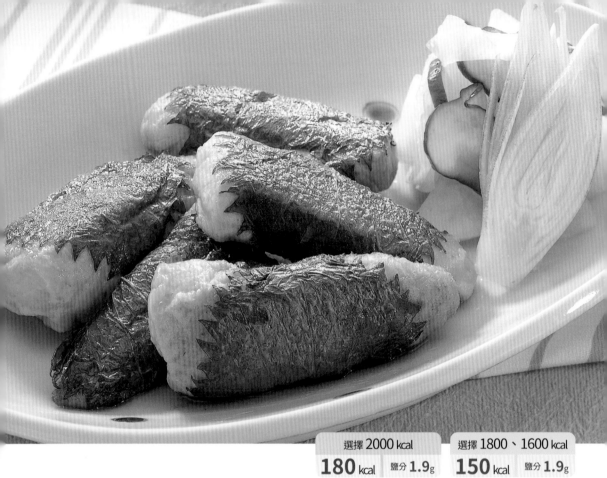

選擇 2000 kcal		選擇 1800、1600 kcal	
180 kcal	鹽分 **1.9**g	**150** kcal	鹽分 **1.9**g

低熱量高蛋白的雞肉佳肴
雞柳紫蘇卷

〈作法〉

❶ 在雞胸肉上劃出一條淺淺的刀痕，用刀子剔除白筋。每條肉長度切半，放入碗盆中，裹上 A 之後醃十分鐘。

❷ 將①撒上一層薄薄的麵粉，輕輕拍落多餘的粉之後，再用綠紫蘇葉一片一片地捲起來。

❸ 平底鍋熱好植物油，②的接縫處朝下貼放在鍋面上，以中火將兩面煎成金黃色。

❹ 將蘿蔔切成扇形薄片，小黃瓜切成薄片，混合之後倒入碗盆，輕輕揉和。

❺ 將③盛入容器，附上④，最後擺上切成薄片的蘘荷裝飾即可。

■ 材料（1人份）		2000 大卡	1800、1600 大卡
雞胸肉		80g	60g
綠紫蘇葉		5 片	4～5 片
A	醬油	½大匙	½大匙
	日本清酒	1 小匙	1 小匙
	薑汁	少許	少許
麵粉		1 大匙	1 大匙
植物油		1 小匙多	1 小匙
蘿蔔		40g	40g
小黃瓜		10g	10g
蘘荷		½個	½個
鹽		少許	少許

蔬菜切大塊，嚼勁更痛快

根菜炒雞肉

〈作法〉

❶ 將雞肉切適口大小，牛蒡、胡蘿蔔與蓮藕滾刀切塊。

❷ 將乾香菇浸水泡軟之後切片，四季豆燙過之後切斜段。

❸ 熱好平底鍋，雞皮面朝下貼放在鍋面上，以中火慢煎。

❹ 將雞肉煎熟後倒入①的根菜及②的香菇拌炒。

❺ 所有材料炒熟之後加入日本清酒，略為攪拌；倒入A，以中火滷至醬汁幾乎收乾為止。最後加入四季豆，全部拌和即可。

■ 材料（1人份）		2000 大卡	1800、1600 大卡
雞腿肉		60g	55g
牛蒡		40g	25g
胡蘿蔔		40g	25g
蓮藕		35g	25g
乾香菇		1朵	1朵
四季豆		1根	1根
日本清酒		1大匙	1小匙
A	高湯（與泡過香菇的水調和）	200cc	140cc
	味醂	2小匙	⅔小匙
	醬油	2小匙	½大匙

選擇 2000 kcal		選擇 1800、1600 kcal	
200 kcal	鹽分 **1.8**g	**170** kcal	鹽分 **1.5**g

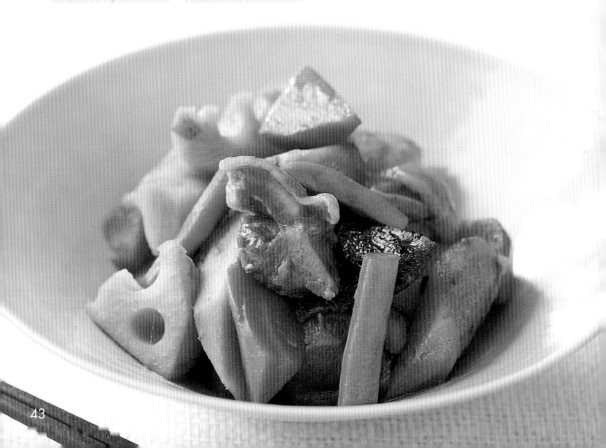

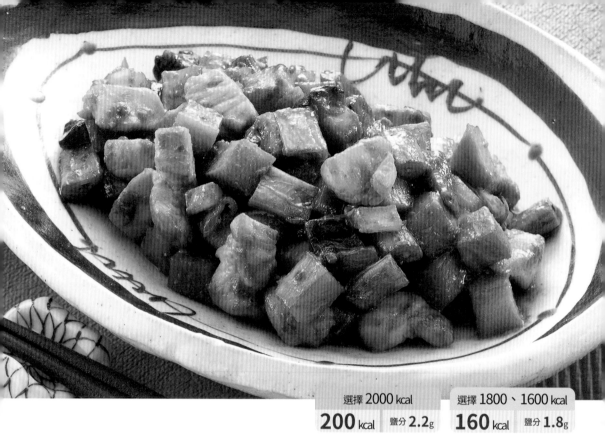

材料大小一致，正是短時間上桌的訣竅

味噌香炒什錦雞

〈作法〉

❶ 將雞胸肉切成一公分的肉丁之後倒入碗盆，與 A 揉和，醃漬入味備用。

❷ 將水煮竹筍、胡蘿蔔、西洋芹與生香菇切成一公分的菜丁，四季豆去纖維之後切成一公分長。胡蘿蔔與四季豆放入沸水裡略為汆燙備用。

❸ 將 B 倒入碗盆中，攪拌均勻。

❹ 平底鍋熱好植物油，倒入①，大火快炒至肉變色時依序加入水煮竹筍、胡蘿蔔、四季豆、西洋芹與生香菇，快速拌炒。

❺ 將③淋在④上，大大翻拌，所有材料都裹上調味料時熄火即可。

■ 材料（1 人份）		2000 大卡	1800、1600 大卡
雞胸肉（帶皮）		50g	40g
水煮竹筍		20g	20g
胡蘿蔔		30g	30g
西洋芹		20g	20g
生香菇		1 朵	1 朵
四季豆		2 根	2 根
A	薑汁	1 小匙	1 小匙
	鹽	少許	少許
B	紅味噌	½大匙	1 小匙多
	日本清酒	1 小匙	1 小匙
	醬油	½小匙	½小匙
	砂糖	1 小匙	1 小匙
	昆布高湯	1 大匙	1 大匙
植物油		1 小匙	約 1 小匙

清爽檸香，永難忘懷
檸香雞肉

〈作法〉

❶ 將檸檬切成圓片之後再切一半。

❷ 將雞腿肉薄削成適口大小。

❸ 將A倒入鍋，煮開之後加入②與①，以稍弱的中火燉七到八分鐘。

❹ 將③盛入容器，附上水芹，撒上青蔥即可。

■ 材料（1 人份）		2000 大卡	1800、1600 大卡
雞腿肉（帶皮）		80g	65g
檸檬（切圓片）		2 片	2 片
A	昆布高湯	¼杯	¼杯
	薄口醬油	1 小匙	1 小匙
	日本清酒	1 小匙	1 小匙
	砂糖	⅔小匙	⅔小匙
青蔥（切蔥花）		少許	少許
水芹		少許	少許

重點在這裡！ 燉或滷都是可以有效減少普林的烹調手法，所以已經溶入普林的煮汁盡量不要食用。

選擇 2000 kcal
190 kcal　鹽分 **1.2**g

選擇 1800、1600 kcal
160 kcal　鹽分 **1.2**g

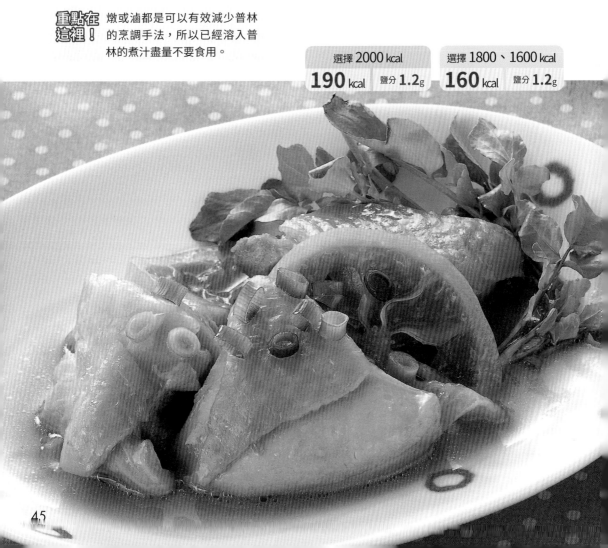

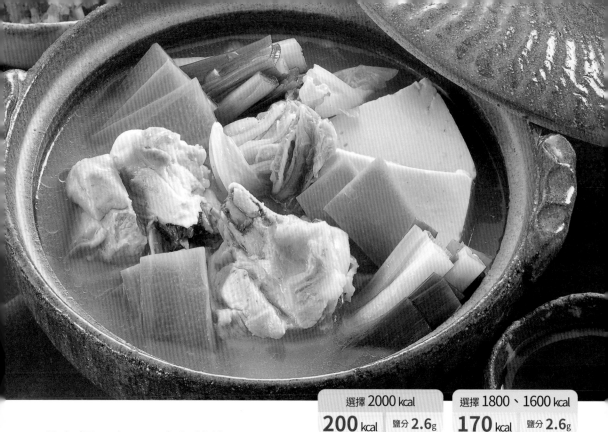

選擇 2000 kcal		選擇 1800、1600 kcal	
200 kcal	鹽分 **2.6**g	**170** kcal	鹽分 **2.6**g

均勻攝取肉、豆腐與蔬菜
水炊雞肉鍋

〈作法〉

❶ 將A與帶骨小雞腿倒入陶鍋中，大火煮開後轉小火，一邊燉煮三十分鐘左右，一邊撈除浮沫。

❷ 將白菜菜梗與菜葉分開來。菜葉切塊，菜梗薄削成適口大小。

❸ 將胡蘿蔔切成三公分的長條，慈蔥切成三公分的蔥段，豆腐切一公分厚。

❹ 將B的材料調好成橘醋醬油，倒入醬油碟中備用。

❺ 將蘿蔔泥撒上辣椒粉，混合調成紅葉蘿蔔泥。

❻ 將②與③倒入①的鍋中燉煮。

❼ 將④加入適量的⑤與胡蔥，⑥的材料煮熟之後，沾醬享用即可。

建議
日本人火鍋吃到最後，通常會把剩下的鮮甜湯汁做成鹹粥或放入烏龍麵大啖一番。但是火鍋湯也溶入了不少普林，要避免食用。

■ 材料（1人份）		2000 大卡	1800、1600 大卡
帶骨小雞腿		60g	45g
嫩豆腐		50g	40g
白菜		½ 片	½ 片
胡蘿蔔		20g	20g
慈蔥		2 根	2 根
A	水	2 ½ 杯	2 ½ 杯
	日本清酒	2 小匙	2 小匙
	雞骨高湯粉	½ 小匙	½ 小匙
B	醬油	2 小匙	2 小匙
	醋	1 大匙	1 大匙
	昆布高湯	1 大匙	1 大匙
	柚子搾汁	1 小匙	1 小匙
蘿蔔泥		1 大匙	1 大匙
辣椒粉		少許	少許
胡蔥（切小段）		1 小匙	1 小匙

無油，低熱量

希臘醃泡蒸雞肉

〈作法〉

❶ 在雞胸肉上劃出一條淺淺的刀痕，用刀子剔除白筋之後放在耐熱盤中，淋上白葡萄酒，蓋上一層保鮮膜，微波加熱六分鐘，取出冷卻之後撕成稍微大塊的肉條。

❷ 將小洋蔥切半，花椰菜切小朵。小黃瓜滾刀切塊。

❸ 將蘑菇去除菇蒂之後再切半，番茄切塊。

❹ 將A倒入鍋，大火加熱煮開後放入②與③的蘑菇，轉中火續煮七到八分鐘，熄火。

❺ 將①與③的番茄倒入④中混合，降溫之後放入冰箱，冷卻後即可享用。

■ 材料（1 人份）		2000 大卡	1800、1600 大卡
雞胸肉		90g	70g
小洋蔥		2 個	2 個
花椰菜		40g	40g
生蘑菇		2 朵	2 朵
小黃瓜		40g	40g
番茄		¼ 個	¼ 個
A	鮮雞湯	½ 杯	½ 杯
	檸檬汁	1 小匙	1 小匙
	月桂葉	½ 片	½ 片
	黑胡椒粒	少許	少許
	香菜（乾燥）	½ 小匙	½ 小匙
	鹽	少許	少許
白葡萄酒		1 大匙	1 大匙

※ 鮮雞湯是用 ¼ 個雞湯塊加 ½ 杯熱水調製的湯底。

選擇 2000 kcal		選擇 1800、1600 kcal	
200 kcal	鹽分 0.7g	**160** kcal	鹽分 0.7g

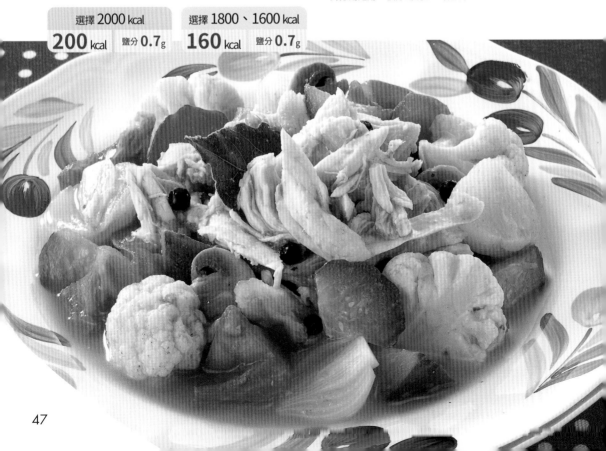

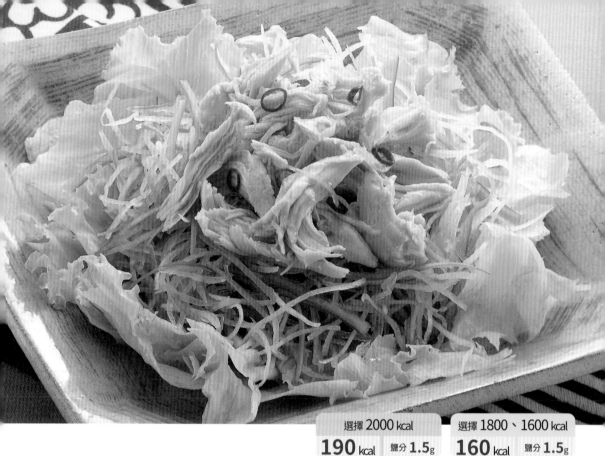

	選擇 2000 kcal		選擇 1800、1600 kcal	
	190 kcal	鹽分 **1.5**g	**160** kcal	鹽分 **1.5**g

和沙拉一樣豐盛的蔬菜令人回味無窮

爽口涼拌蒸雞肉

■ 材料（1 人份）		2000 大卡	1800、1600 大卡
雞胸肉		80g	65g
蘿蔔		30g	30g
胡蘿蔔		20g	20g
青椒		½個	½個
萵苣葉		1 片	1 片
鹽、胡椒		各少許	各少許
日本清酒		½大匙	½大匙
A	醬油	1 小匙	1 小匙
	檸檬汁	1 小匙	1 小匙
	水	1 大匙	1 大匙
	砂糖	⅔小匙	⅔小匙
	植物油	2 小匙	1 小匙多
	紅辣椒（切小段）	½根	½根

〈作法〉

❶ 將蘿蔔、胡蘿蔔與青椒切成細絲，泡冷水，讓口感變得更清脆後瀝乾，大致攪拌備用。

❷ 將萵苣葉撕成適口大小，泡冷水，讓口感變得更清脆之後瀝乾備用。

❸ 在雞胸肉上劃出一條淺淺的刀痕，用刀子剔除白筋之後放在耐熱盤中，撒上少許鹽與胡椒，淋上日本清酒。蓋上一層保鮮膜，微波加熱兩分鐘，取出冷卻之後撕成肉絲。

❹ 將 A 倒入小碗盆中，攪拌均勻，做成醬汁。

❺ 依序將②、①、③盛放在盤中，最後再淋上④即可。

增添蔬菜，分量飽滿
雞肉丸子湯

〈作法〉

❶ 將胡蘿蔔滾刀切塊，西洋芹去纖維後切成五公釐寬。馬鈴薯切成三等份，蘑菇與小洋蔥各切一半。

❷ 將雞絞肉與洋蔥碎末倒入碗盆中，加入A，用手揉捏至有黏性為止。

❸ 將B倒入鍋，煮沸之後將①的蔬菜按照胡蘿蔔、馬鈴薯、西洋芹、小洋蔥及蘑菇的順序入鍋，轉中火煮軟。

❹ 將②捏成丸子狀，放進③中，煮三分鐘，使其熟透。

❺ 將④盛入容器，撒上荷蘭芹即可。

■ 材料（1人份）		2000 大卡	1800、1600 大卡
雞絞肉		60g	45g
洋蔥（切碎末）		1 小匙	1 小匙
西洋芹		20g	20g
胡蘿蔔		20g	20g
馬鈴薯		50g	50g
蘑菇（水煮罐頭）		2 朵	2 朵
小洋蔥		2 個	2 個
A	日本清酒	1 小匙	1 小匙
	太白粉	½小匙	½小匙
	鹽、胡椒	各少許	各少許
B	鮮雞湯	1 杯	1 杯
	鹽、胡椒	各少許	各少許
荷蘭芹（切碎末）		少許	少許

※ 鮮雞湯是用½個雞湯塊加1杯熱水調製的湯底。

選擇 2000 kcal		選擇 1800、1600 kcal	
190 kcal	鹽分 1.5g	170 kcal	鹽分 1.5g

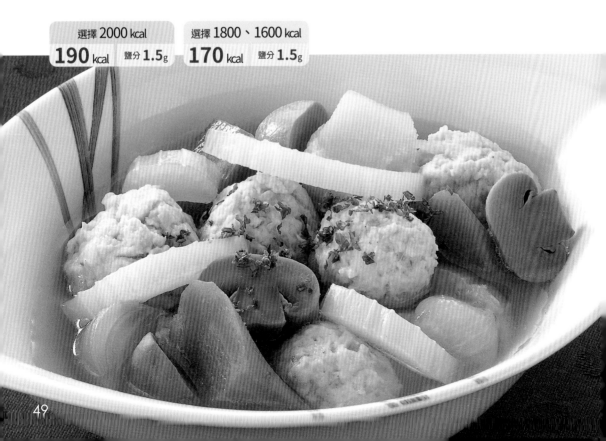

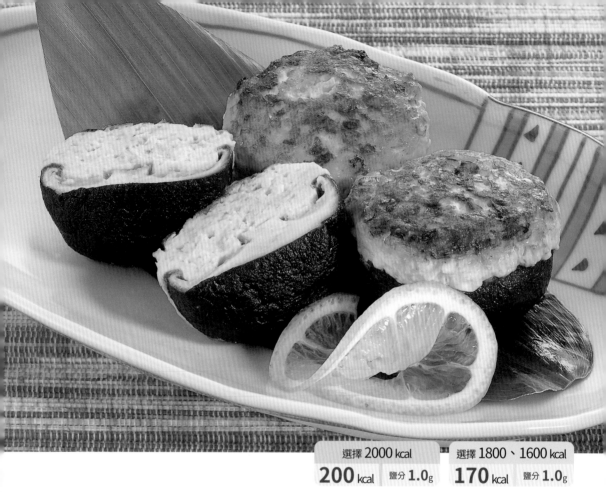

使用蕈菇，熱量更低更健康
香菇鑲嵌雞肉丸

〈作法〉

❶ 將雞絞肉、大蔥碎末、薑末及A倒入碗盆，用手揉捏至有黏性之後分成三等份備用。

❷ 生香菇切除菇蒂，白色菌褶部分撒上一層薄麵粉，拍落多餘的粉之後，將❶的絞肉餡等份填入其中。

❸ 平底鍋熱好植物油，將❷填入絞肉餡的那一面朝下貼放在鍋面上，以中火煎成金黃色之後翻面，蓋上鍋蓋，續煎三到四分鐘。

❹ 將❸盛入容器中，附上檸檬片即可。

■ 材料（1 人份）		2000 大卡	1800、1600 大卡
雞絞肉		65g	50g
生香菇		3 朵	3 朵
大蔥（切碎末）		2 大匙	2 大匙
薑（切碎末）		½小匙	½小匙
麵粉		少許	少許
A	日本清酒	1 小匙	1 小匙
	醬油	½小匙	½小匙
	太白粉	⅔小匙	⅔小匙
	鹽	少許	少許
植物油		1 小匙	¾小匙
檸檬（切圓薄片）		1 片	1 片

隨手拿來吃，魅力無法擋

生菜雞肉鬆

〈作法〉

❶ 將木耳浸水泡軟，水煮竹筍與胡蘿蔔切碎末。

❷ 將冬粉浸溫水，泡軟之後切段。

❸ 將植物油倒入平底鍋，放入A，以小火爆香之後加入雞絞肉、①及②，轉大火拌炒。

❹ 將絞肉炒散之後加入B，以中火拌炒，直到煮汁完全收乾。

❺ 把萵苣葉當成小容器，均等盛入④之後放入盤中，最後再附上長度切半的青蔥即可。

※ 鮮雞湯是用 $\frac{1}{5}$ 個雞湯塊加 $\frac{1}{4}$ 杯熱水調製的湯底。

■ 材料（1人份）		2000 大卡	1800、1600 大卡
雞絞肉		60g	45g
水煮竹筍		30g	30g
胡蘿蔔		20g	20g
木耳（乾燥）		2 片	2 片
冬粉（乾燥）		5g	3g
A	大蒜（切碎末）	½小匙	½小匙
	薑（切碎末）	½小匙	½小匙
	大蔥（切碎末）	1 大匙	1 大匙
B	鮮雞湯	¼杯	¼杯
	日本清酒	1 大匙	1 大匙
	蠔油醬	⅔小匙	⅔小匙
	鹽、胡椒	各少許	各少許
植物油		¾小匙	¾小匙
萵苣葉		2 片	2 片
青蔥		1 根	1 根

選擇 2000 kcal	選擇 1800、1600 kcal
200 kcal　鹽分 **1.2** g	**170** kcal　鹽分 **1.2** g

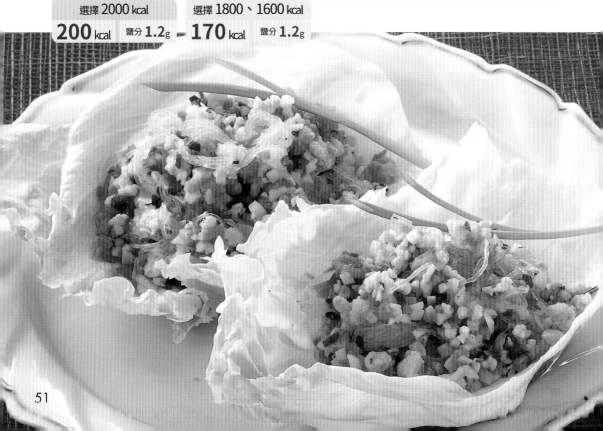

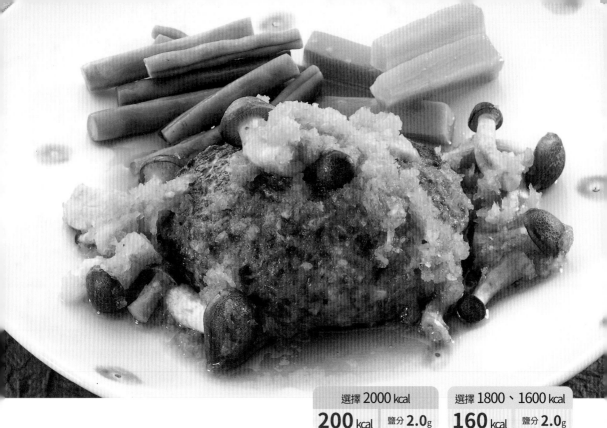

沾佐蘿蔔泥，可口不油膩

和風漢堡排

〈作法〉

❶ 將四季豆去纖維，氽燙後長度切成三等份。胡蘿蔔切成五公釐的長條，煮熟備用。

❷ 將洋蔥倒入平底鍋，炒成黃褐色之後轉小火，乾炒後放置冷卻。

❸ 將牛、豬絞肉、加入少量水泡漲的麵包粉、②以及A倒入碗盆，用手揉捏至有黏性之後塑整成橢圓形。

❹ 平底鍋熱好植物油，放入③，用中火將兩面煎成金黃色，蓋上鍋蓋之後轉小火，續燜二到三分鐘。煎熟的漢堡排盛入盤中，倒掉鍋中多餘的油水。

❺ 切除菇蒂、剝成小朵的鴻喜菇倒入④的平底鍋中，以中火輕炒之後加入B，略為煮沸。

❻ 將⑤淋在④的漢堡排上，最後再附上①即可。

■ 材料（1 人份）		2000 大卡	1800、1600 大卡
牛瘦肉絞肉		30g	25g
豬瘦肉絞肉		30g	25g
鴻喜菇		40g	40g
洋蔥（切碎末）		30g	30g
麵包粉		1 小匙	1 小匙
A	蛋液	2 小匙	2 小匙
	鹽、胡椒	各少許	各少許
	肉豆蔻	少許	少許
	蘿蔔泥	50g	50g
B	醬油	½大匙	½大匙
	味醂	1 小匙	1 小匙
	日本清酒	1 小匙	1 小匙
植物油		1 小匙	½小匙
四季豆		3 根	3 根
胡蘿蔔		10g	10g

豪邁用上黑醋，胺基酸更豐富

黑醋滷竹筴

● 肉類料理　● 海鮮類料理

〈作法〉

❶ 將竹筴魚的稜鱗（魚尾根部因為魚鱗密集而變硬的部分，兩側都有）削除之後，在胸鰭下方至腹鰭前劃上一刀，取出內臟；魚肚沖水洗淨之後，用廚房紙巾拭乾。

❷ 將牛蒡刮皮，削成薄片後泡水，去除澀味。

❸ 將海帶芽切段。

❹ 將A倒入淺鍋中，以大火煮開後放入①，再次沸騰時加入②與③，轉小火，一邊撈起煮汁淋在上面，一邊滷煮十分鐘。

❺ 將④的竹筴魚盛入容器中，配上牛蒡與海帶芽，最後整盤菜淋上煮汁。亦可附上珊瑚菜配飾。

■ 材料（1 人份）		2000 大卡	1800、1600 大卡
竹筴魚		1 條(150g)	小1條(90g)
牛蒡		30g	30g
海帶芽（泡開的）		10g	10g
A	昆布高湯	⅓杯	⅓杯
	黑醋	⅓杯	⅓杯
	醬油	1 小匙	1 小匙
	日本清酒	1 小匙	1 小匙
珊瑚菜		少許	少許

重點在這裡！ 魚滷過之後也會減少普林，是值得推薦的烹調手法。不過已經溶入普林的煮汁盡量不要食用喔。

選擇 2000 kcal	
190 kcal	鹽分 **1.5**g

選擇 1800、1600 kcal	
160 kcal	鹽分 **1.4**g

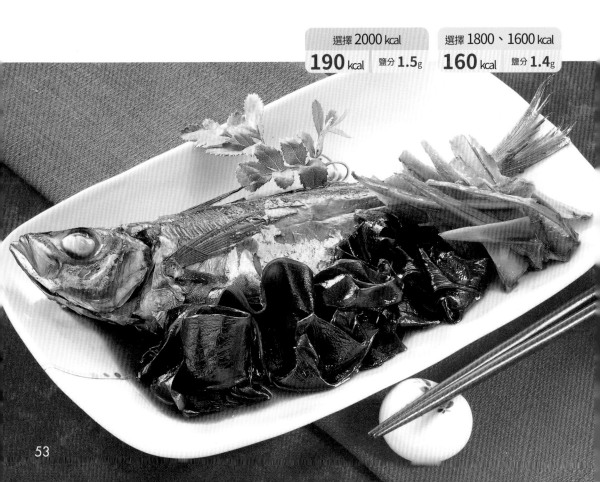

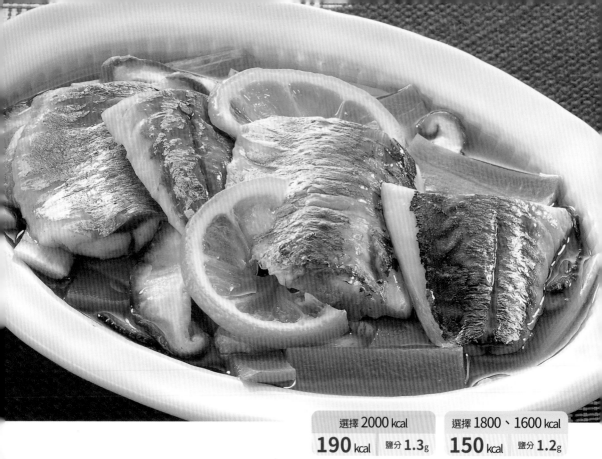

	選擇 2000 kcal		選擇 1800、1600 kcal	
	190 kcal	鹽分 **1.3**g	**150** kcal	鹽分 **1.2**g

爽口不膩的清蒸魚

醋醬油清蒸竹筴

■ 材料（1人份）		2000 大卡	1800、1600 大卡
竹筴魚		120g	90g
大蔥		40g	40g
胡蘿蔔		40g	40g
薑（切薄片）		2 片	2 片
生香菇		1 朵	1 朵
檸檬（切圓片）		1 片	1 片
A	醬油	1 小匙	1 小匙
	醋	2 小匙	2 小匙

〈作法〉

❶ 將竹筴魚從魚頭那一端剝下魚皮，再將魚肉切成一半。

❷ 將大蔥切成四公分長的蔥段，之後再直切成四等份。

❸ 將胡蘿蔔切長條，薑切絲。生香菇去除菇蒂之後切成薄片。

❹ 挑選一個大小可以放入蒸籠的盤子，將②與③混合後鋪在盤上，將①放入其中。接著在上面放上切成一半的檸檬片，淋上調好的 A。

❺ 將④放入充滿水蒸氣的蒸籠裡，大火蒸七到八分鐘即可。

重點在這裡！ 清蒸的時候不需要添加砂糖與油，這樣就能夠避免體內中性脂肪增加，是適合減肥的烹調手法。

淡淡滋味，傳來一股咖哩香
咖哩香拌墨魚鴻喜菇

〈作法〉

❶ 將墨魚剝皮後切成一公分寬的圈狀。鴻喜菇切除菇蒂，剝成小朵。

❷ 將①的材料分別放入沸水裡，略為汆燙後撈起。

❸ 將洋蔥與大蒜切成碎末。

❹ 將 A 倒入碗盆，攪拌均勻成醃醬。

❺ ②與③放入④中，醃泡至少一小時。

❻ 沙拉菜鋪放在盤中，將⑤盛入即可。

■ 材料（1 人份）		2000 大卡	1800、1600 大卡
墨魚（身體）		100g	80g
鴻喜菇		½包	½包
洋蔥		30g	30g
大蒜		¼瓣	¼瓣
A	水	3 大匙	3 大匙
	排骨高湯塊	¼個	¼個
	醋	1 大匙	1 大匙
	橄欖油	2 小匙	1 ½小匙
	咖哩粉	少許	少許
	鹽、胡椒	各少許	各少許
沙拉菜		3 片	3 片

建議
墨魚是熱量低、適合減肥的推薦食材。

選擇 2000 kcal		選擇 1800、1600 kcal	
190 kcal	鹽分 **0.9**g	**150** kcal	鹽分 **0.8**g

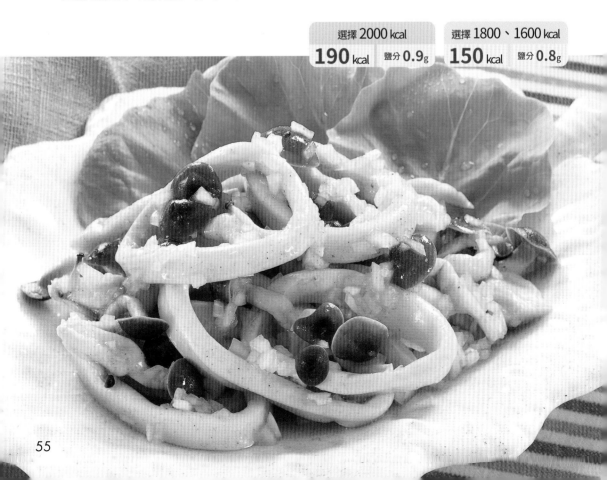

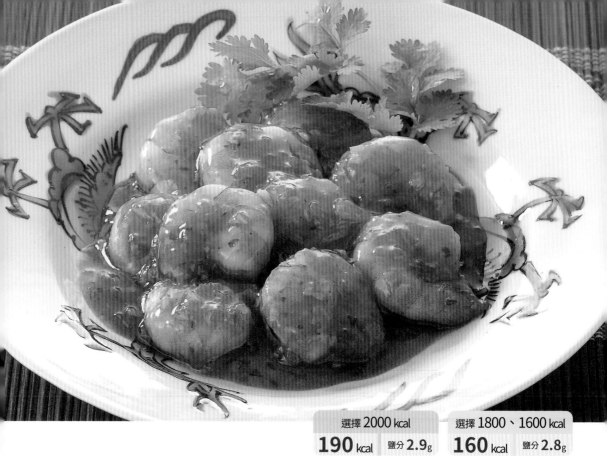

不需油炸，控制熱量

茄汁蝦仁

〈作法〉

❶ 將蝦仁用淡鹽水洗淨之後用廚房紙巾拭乾，撒上一層薄薄的麵粉備用。

❷ 將 B 倒入小碗盆中，攪拌均勻。

❸ 將植物油與 A 倒入平底鍋，以小火爆香後加入①，轉中火拌炒。

❹ 將太白粉與水一比一調成太白粉水。

❺ 將③的蝦仁炒上色，加入②煮三到四分鐘之後，淋上④。

❻ 將⑤盛入盤中，隨意附上香菜即可。

■ 材料（1 人份）		2000 大卡	1800、1600 大卡
蝦仁		100g	80g
A	大蔥（切碎末）	1 大匙	1 大匙
	薑（切碎末）	⅓小匙	⅓小匙
	大蒜（切碎末）	½小匙	½小匙
太白粉		¾小匙	¾小匙
B	鮮雞湯	⅕杯	⅕杯
	醬油	1 小匙	1 小匙
	砂糖	½小匙	½小匙
	日本清酒	½小匙	½小匙
	豆瓣醬	⅓小匙	⅓小匙
	鹽、胡椒	各少許	各少許
植物油		2 小匙	1又½小匙
香菜		少許	少許

※ 鮮雞湯是用少許鮮雞晶（粉狀）加⅕杯熱水調製的湯底。

健康成分豐富滿點的豆漿

豆乳牡蠣青江菜

〈作法〉

❶ 將牡蠣放入網眼較大的濾網中，浸泡在淡鹽水裡輕輕甩動，洗淨上頭的污垢。接著用清水稍微沖洗，瀝乾之後倒入沸水裡，略為汆燙備用。

❷ 將青江菜菜葉一片一片摘下來，放入沸水裡略為汆燙之後，葉片與葉梗分切開來，再分別切三公分寬。

❸ 將大蔥斜切薄片。

❹ 將無糖豆漿與肉湯塊放入鍋中，煮沸後放入②與③；以中火煮開時加入①，火候稍微調小，續煮五分鐘，再以 A 調味。

❺ 將④淋上調好的 B，勾芡之後熄火即可。

■ 材料（1 人份）		2000 大卡	1800、1600 大卡
牡蠣（去殼）		120g	100g
青江菜		100g	100g
大蔥		40g	40g
無糖豆漿		1 杯	¾ 杯
肉湯（塊狀）		¼ 個	¼ 個
A	薄口醬油	½ 小匙	½ 小匙
	鹽、胡椒	各少許	各少許
B	太白粉	1 小匙	1 小匙
	水	1 大匙	1 大匙

選擇 2000 kcal		選擇 1800、1600 kcal	
200 kcal	鹽分 **3.1**g	**160** kcal	鹽分 **2.8**g

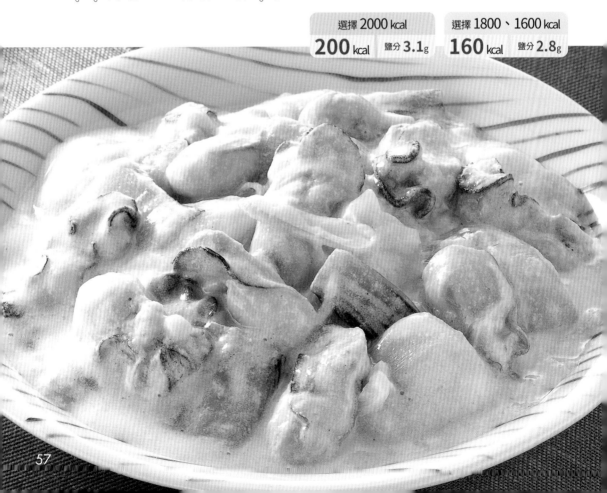

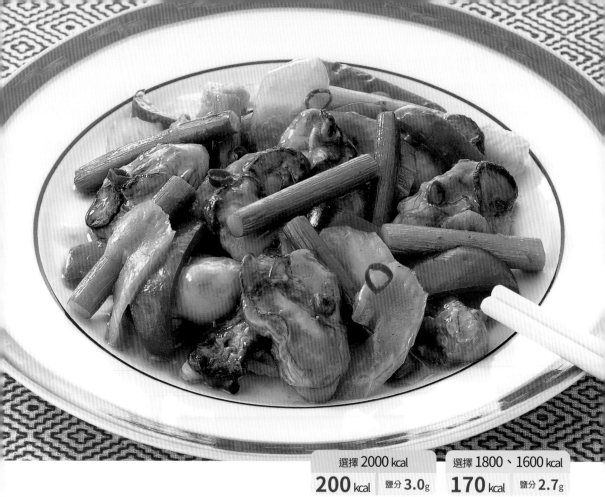

滋養牡蠣，輕炒上桌

快炒牡蠣

〈作法〉

❶ 將蒜薑切三公分長，紅甜椒直切成一公分寬。西洋芹去纖維後斜切薄片，紅辣椒切小段。

❷ 將牡蠣放入網眼較大的濾網中，浸泡在淡鹽水裡輕輕甩動，洗淨上頭的污垢。接著用清水稍微沖洗，瀝乾之後裹上一層薄薄的太白粉。

❸ 將植物油與紅辣椒倒入平底鍋，以小火爆香後依序放入紅甜椒、蒜薑與西洋芹，轉大火，快炒之後加入❷，兩面煎上色。

❹ 將A倒入❸，所有材料都入味時熄火即可。

■ 材料（1人份）		2000大卡	1800、1600大卡
牡蠣（去殼）		120g	100g
蒜薑		1根	1根
紅甜椒		½個	½個
西洋芹		30g	30g
紅辣椒		½根	½根
太白粉		1小匙	1小匙
A	醬油	1小匙	1小匙
	砂糖	½小匙	½小匙
	日本清酒	1小匙	1小匙
	鹽	少許	少許
植物油		2小匙	1又½小匙

● 海鮮類料理

增添蔬菜鮮甜風味的清爽白肉魚

青蔬燴旗魚

〈作法〉

❶ 將胡蘿蔔切細絲，豆芽摘除鬚根，鴻喜菇切除菇蒂，剝成小朵，四季豆去纖維後切斜段。

❷ 將A倒入鍋中，煮開後加入①，轉中火。蔬菜煮熟時淋上用B調開的太白粉水勾芡。

❸ 平底鍋熱好植物油，放入少許鹽及胡椒的旗魚，以中火將兩面煎上色。

❹ 將③盛入容器中，最後再淋上②的蔬菜羹即可。

建議
旗魚脂肪低，熱量也不高，是可以多多運用在減肥食譜中的白肉魚之一。

■ 材料（1人份）		2000 大卡	1800、1600 大卡
旗魚		80g	60g
胡蘿蔔		10g	10g
豆芽菜		20g	20g
鴻喜菇		25g	25g
四季豆		1 根	1 根
A	昆布高湯	¼杯	¼杯
	醬油	½小匙	½小匙
	砂糖	½小匙	½小匙
	味醂	½小匙	½小匙
B	太白粉	½小匙	½小匙
	水	1 大匙	1 大匙
鹽、胡椒		各少許	各少許
植物油		1 小匙	1 小匙

選擇 2000 kcal
190 kcal　鹽分 **1.7**g

選擇 1800、1600 kcal
160 kcal　鹽分 **1.6**g

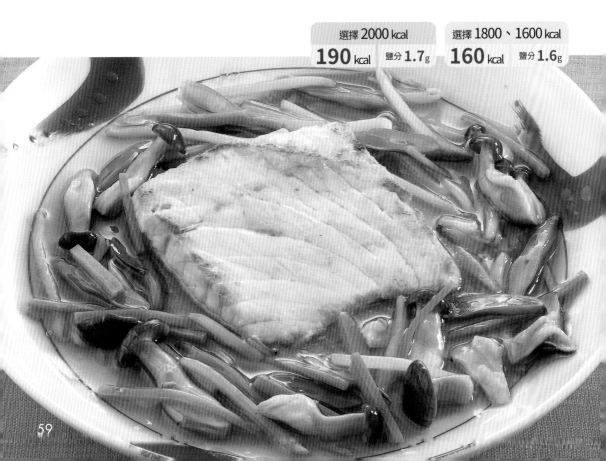

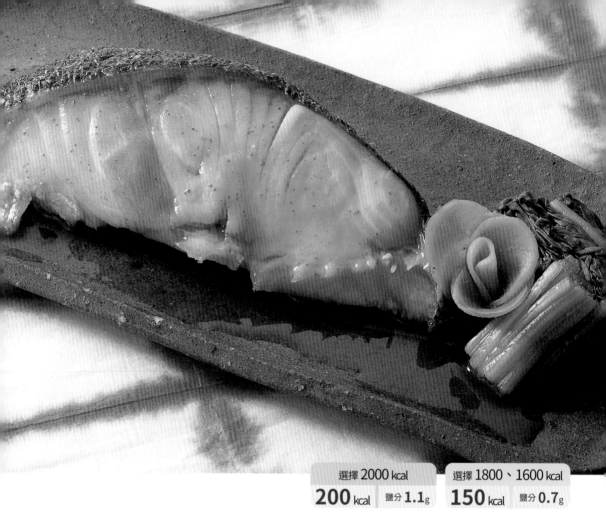

滋味清淡的美味滷魚
紅燒銀鱈

〈作法〉

❶ 將菠菜放入沸水裡，燙軟之後浸泡在冷水中冷卻，擰乾切成三公分長。

❷ 將 A 與薑片倒入鍋，煮開時放入銀鱈，蓋上內蓋。偶爾掀開內蓋，不時地淋上煮汁，並用中火熬煮，略為收汁。

❸ 將②連同煮汁盛入盤中，附上薑片，配上菠菜即可。

■ 材料（1 人份）		2000 大卡	1800、1600 大卡
銀鱈		80g	60g
薑（切薄片）		2～3 片	2～3 片
A	水	½杯	½杯
	醬油	1 小匙	⅔小匙
	日本清酒	1 小匙	1 小匙
	砂糖	1 小匙	⅔小匙
菠菜		20g	20g

換個口味，嘗嘗西式風味

西式酒蒸銀鱈

〈作法〉

❶ 將洋蔥切薄片，水芹長度切半。

❷ 將銀鱈撒上少許鹽與胡椒。

❸ 將②放入容器中，加上①與薑片，淋上白葡萄酒與肉湯，之後擺上檸檬片，放入充滿水蒸氣的蒸籠裡，大火蒸三到四分鐘即可。

■ 材料（1人份）	2000 大卡	1800、1600 大卡
銀鱈	70g	60g
洋蔥	30g	30g
水芹	3 株	3 株
薑（切薄片）	2 片	2 片
檸檬（切圓薄片）	2 片	2 片
鹽、胡椒	各少許	各少許
白葡萄酒	1 大匙	1 大匙
肉湯	1 大匙	1 大匙

※ 肉湯是用少許肉湯塊加 1 大匙熱水調製的湯底。

重點在這裡！ 清蒸是可以減少普林，同時還能夠控制熱量的烹調手法，不過已經溶入普林的湯汁盡量不要食用。

選擇 2000 kcal		選擇 1800、1600 kcal	
190 kcal	鹽分 **1.5**g	**170** kcal	鹽分 **1.5**g

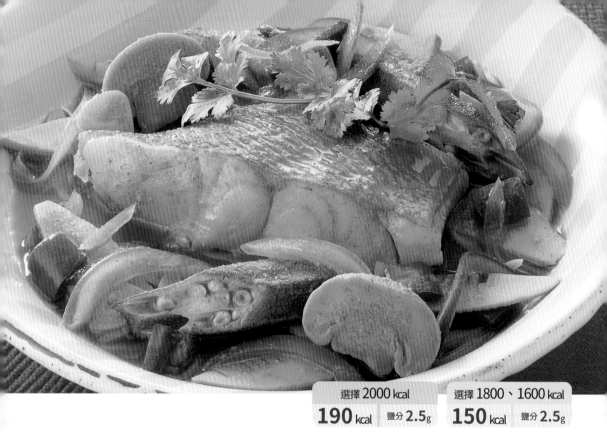

	選擇 2000 kcal		選擇 1800、1600 kcal	
	190 kcal	鹽分 **2.5**g	**150** kcal	鹽分 **2.5**g

添加魚露的南洋美味

南洋咖哩金眼鯛

〈作法〉

❶ 將水煮竹筍、紫洋蔥與大蒜切薄片。

❷ 將紅甜椒切一公分的丁狀，蘑菇直切成半，秋葵去除果蒂後斜切一半。

❸ 將金眼鯛撒上少許鹽與胡椒。

❹ 將A倒入鍋，煮開後放入紅辣椒、①與②，以中火煮二到三分鐘。

❺ 將③放入④中，轉小火，續煮五到六分鐘。

❻ 將⑤連同煮汁盛入容器之中，隨意附上少許香菜即可。

■ 材料（1人份）			2000 大卡	1800、1600 大卡
金眼鯛			80g	60g
水煮竹筍			40g	40g
紫洋蔥			30g	30g
紅甜椒			¼個	¼個
秋葵			1 根	1 根
蘑菇（水煮罐頭）			1 朵	1 朵
大蒜			½瓣	½瓣
紅辣椒			½根	½根
A		鮮雞湯	⅔杯	⅔杯
		魚露	1 小匙	1 小匙
		醬油	½小匙	½小匙
		檸檬	2 小匙	2 小匙
		咖哩粉	1 小匙	1 小匙
鹽、胡椒			各少許	各少許

建議

魚露是泰國的魚醬油，大型超市或百貨公司均有販售，如果手邊沒有魚露，亦可用1：1的醬油及檸檬汁調製而成的醬汁代替。

※ 鮮雞湯是用⅓個雞湯塊加⅔杯熱水調製的湯底。

香辣刺激，風味爽口不膩

青蔬燜鮭魚

〈作法〉

❶ 將大蔥斜切薄片，青花菜切小朵。

❷ 將鮭魚切成二到三等份。

❸ 平底鍋熱好植物油，放入②，以中火將兩面煎成金黃色，加入①與紅辣椒之後再繼續煎。

❹ 將③淋上日本清酒與醬油，撒上胡椒之後拌炒，蓋上鍋蓋，轉小火燜三到四分鐘即可。

■ 材料（1人份）	2000 大卡	1800、1600 大卡
生鮭魚	80g	70g
大蔥	20g	20g
青花菜	40g	40g
紅辣椒	½根	½根
日本清酒	1 小匙	1 小匙
醬油	1 小匙	1 小匙
胡椒	少許	少許
植物油	1 又 ½小匙	1 小匙

選擇 2000 kcal　**190** kcal　鹽分 **1.1**g

選擇 1800、1600 kcal　**160** kcal　鹽分 **1.0**g

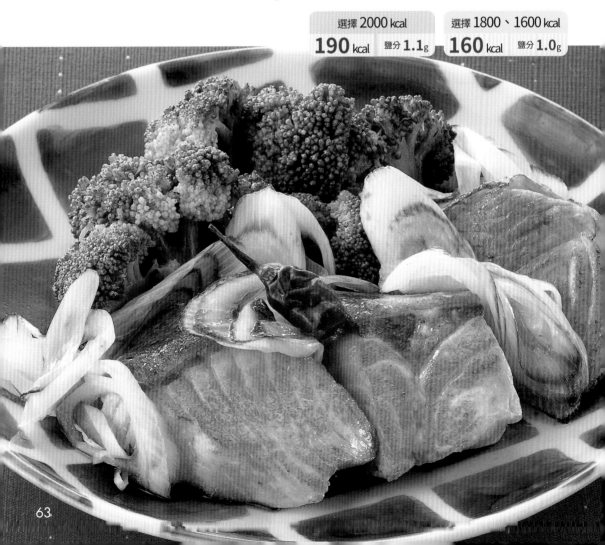

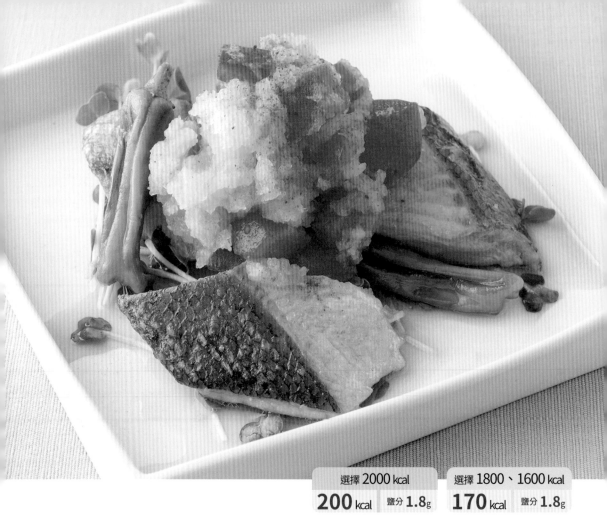

	選擇 2000 kcal		選擇 1800、1600 kcal	
	200 kcal	鹽分 **1.8**g	**170** kcal	鹽分 **1.8**g

以烤替炸，降低熱量

香煎鮭魚佐番茄蘿蔔泥

〈作法〉

❶將鮭魚斜切成三等份，撒上少許麵粉；獅子椒也撒上麵粉，連同鮭魚沾上一層香麻油之後，放在網架上烤成金黃色。

❷烘烤❶的期間，將 A 混合備用。

❸①烤熟之後盛放在鋪了一層蘿蔔芽的容器中，加入調好的 A，淋上橘醋醬油即可。

■ 材料（1 人份）

		2000 大卡	1800、1600 大卡
生鮭魚		70g	65g
麵粉		少許	少許
獅子椒		3 根	3 根
香麻油		1 小匙	½ 小匙
A	番茄	½ 個	½ 個
	蘿蔔泥	150g	150g
	辣椒粉	少許	少許
蘿蔔芽		少許	少許
橘醋醬油		2 小匙	2 小匙

加了蘿蔔泥，煮汁爽口不膩
蘿蔔泥煮青花魚

〈作法〉

❶ 將青蔥切蔥花。

❷ 將青花魚切半，兩面撒鹽。

❸ 平底鍋熱好植物油，放入②，兩面煎成金黃色。

❹ 將A倒入鍋，煮開後放入③，以中火煮三到四分鐘。加入蘿蔔泥，略為煮沸後熄火，盛入容器，撒上①即可。

■ 材料（1人份）			2000 大卡	1800、1600 大卡
青花魚			70g	50g
蘿蔔泥			50g	50g
A	昆布高湯		⅓杯	⅓杯
	醬油		1 小匙	1 小匙
	味醂		1 小匙	1 小匙
	日本清酒		1 小匙	1 小匙
鹽			少許	少許
植物油			½小匙	½小匙
青蔥			½根	½根

重點在這裡！ 這道菜的青花魚原本的料理方式是下鍋油炸，如果改用平底鍋煎過再煮，就能夠控制熱量。

烹調筆記

如果使用進口青花魚，脂肪比日本青花魚多，而且熱量高，所以只能使用材料表⅔左右的分量。

選擇 2000 kcal	
190 kcal	鹽分 **1.8**g

選擇 1800、1600 kcal	
150 kcal	鹽分 **1.7**g

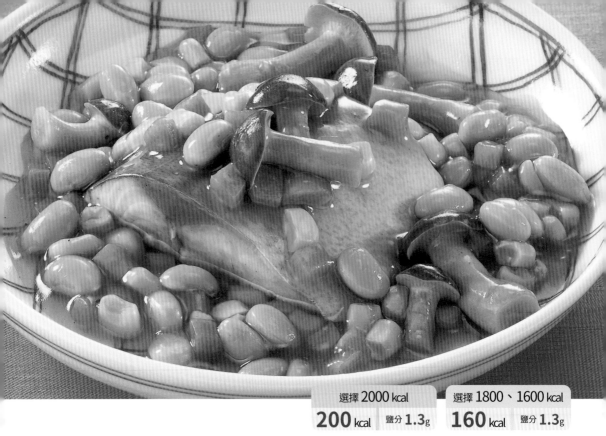

	選擇 2000 kcal	選擇 1800、1600 kcal
	200 kcal　鹽分 **1.3**g	**160** kcal　鹽分 **1.3**g

EPA 與 DHA 含量豐富的魚烹調而成的蒸煮菜

酒蒸青花魚羹

〈作法〉

❶ 在青花魚正中央淺淺劃一刀，撒上少許鹽，醃漬五分鐘之後置於大小可以放入蒸籠的盤子裡；淋上日本清酒，擺入冒出水蒸氣的蒸籠裡，以大火蒸五分鐘，湯汁倒掉，魚肉備用。

❷ 將鴻喜菇切除菇蒂，剝成小朵，大蒜切五公釐的丁狀。

❸ 將 A 倒入鍋，以大火煮開後加入毛豆、玉米粒與②，煮二到三分鐘，倒入調好的 B 勾芡，最後淋在①的青花魚上即可。

重點在這裡！ 蒸煮剩下的湯汁要倒掉，這樣不僅可以減少普林，還能夠控制攝取的熱量。

烹調筆記
進口青花魚的脂肪比日本青花魚多、熱量高，只能使用材料表⅔左右的分量。

■ 材料（1 人份）		2000 大卡	1800、1600 大卡
青花魚		60g	45g
毛豆（水煮後從豆莢取出）		10g	10g
玉米粒（水煮罐頭）		10g	10g
鴻喜菇		30g	30g
胡蘿蔔		20g	20g
A	昆布高湯	¼ 杯	¼ 杯
	醬油	½小匙	½小匙
	日本酒	1 小匙	1 小匙
	味醂	1 小匙	½小匙
	薑汁	½小匙	½小匙
鹽		少許	少許
B	日本酒	1 大匙	2 大匙
	太白粉	1 小匙	1 小匙
	水	1 大匙	1 大匙

為清爽的鰆魚增添春天的色彩與風味
油菜花香烤鰆魚

海鮮類料理

〈作法〉

❶ 將油菜花的葉片與葉梗分切開來，放入沸水裡略為汆燙備用。

❷ 將鰆魚厚度切半，再將魚肉切成兩片，撒鹽備用。

❸ 將①的菜梗切碎末，放入碗盆中，加入美乃滋與蛋液，混勻拌和。

❹ 平底鍋不加油，直接注入③攪拌，炒成半熟狀的炒蛋。

❺ 將②一一攤排在烤箱的烤盤中，均等鋪上④，進爐烤成金黃色。

❻ 將⑤盛入盤中，附上①的油菜花葉片與檸檬即可。

■ 材料（1人份）	2000 大卡	1800、1600 大卡
鰆魚	65g	55g
油菜花	2 株	2 株
蛋液	1 又 1/3 大匙	1 大匙
美乃滋	1/2 大匙	1 小匙
鹽	少許	少許
檸檬（切圓片）	1 片	1 片

選擇 2000 kcal　**200** kcal　鹽分 **0.8**g

選擇 1800、1600 kcal　**160** kcal　鹽分 **0.8**g

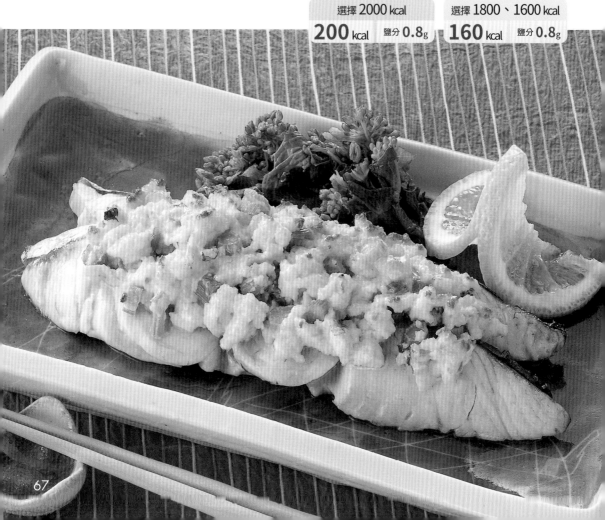

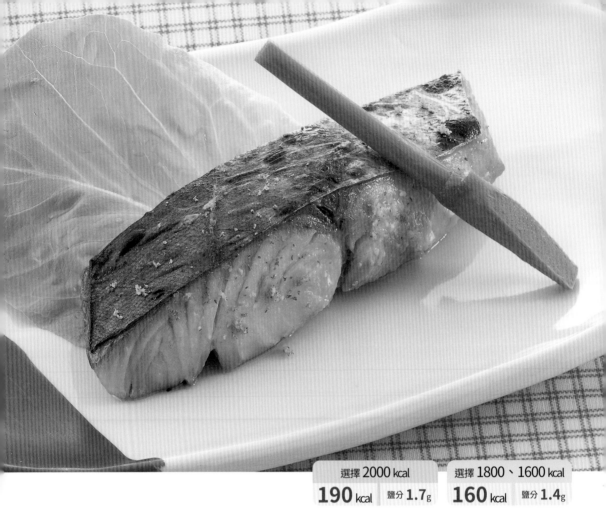

選擇 2000 kcal		選擇 1800、1600 kcal	
190 kcal	鹽分 **1.7**g	**160** kcal	鹽分 **1.4**g

淡淡柚香，輕飄而來
味噌烤鰆魚

〈作法〉

❶ 將 A 倒入碗中，攪拌均勻。

❷ 撕一張保鮮膜，塗上一半分量的①，鰆魚放在上面。另一半的①均勻抹在魚肉上，用保鮮膜包起來之後放入冰箱，醃漬兩小時到半天。

❸ 刮除塗抹在②鰆魚上的味噌，盛盤時會朝上擺的那一面朝下放在烤網上，以中火烤成金黃色之後翻面，依照相同方式續烤。

❹ 將③盛入鋪上沙拉菜的盤中，撒上柚子皮屑，附上甜醋紅薑即可。

■ 材料（1 人份）		2000 大卡	1800、1600 大卡
鰆魚		85g	70g
A	味噌	½大匙	1 小匙多
	味醂	1 小匙	⅔小匙
	日本清酒	1 小匙	1 小匙
柚子皮（磨泥）		少許	少許
甜醋紅薑		1 根	1 根
沙拉菜		1 片	1 片

用爽口沙拉淋醬泡漬的開胃菜

檸香醃漬燻鮭魚

〈作法〉

❶ 將燻鮭魚切成適口長度。

❷ 將青椒切二到三公釐寬的圓片，西洋芹與洋蔥切薄片，胡蘿蔔切細絲。

❸ 將A倒入碗盆，攪拌均勻，做成醃泡液。

❹ 將①與②疊放在淺盆中，淋上③，醃泡至少一小時後，取出盛盤即完成。

■ 材料（1人份）		2000 大卡	1800、1600 大卡
燻鮭魚		5 片(50g)	4 片(40g)
青椒		¼個	¼個
西洋芹		30g	30g
洋蔥		30g	30g
胡蘿蔔		30g	30g
A	水	3 大匙	3 大匙
	大骨高湯粉	少許	少許
	醋	2 小匙	2 小匙
	檸檬汁	1 小匙	1 小匙
	橄欖油	2 小匙	1 又½小匙
	鹽、醬油	各少許	各少許

重點在這裡！ 多吃一些蔬菜可以預防尿液酸化。

選擇 2000 kcal		選擇 1800、1600 kcal	
190 kcal	鹽分 **3.0**g	**160** kcal	鹽分 **2.6**g

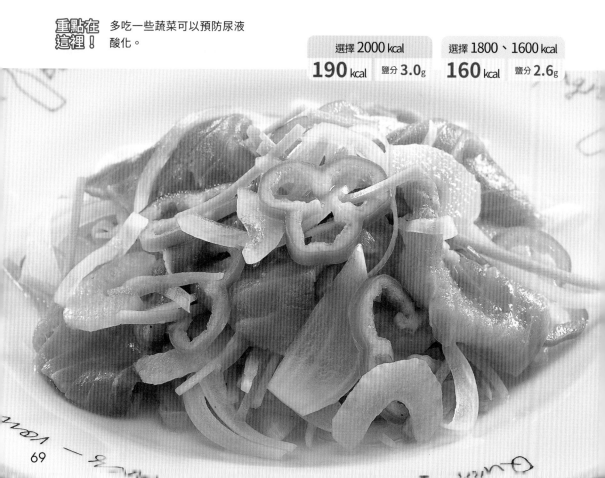

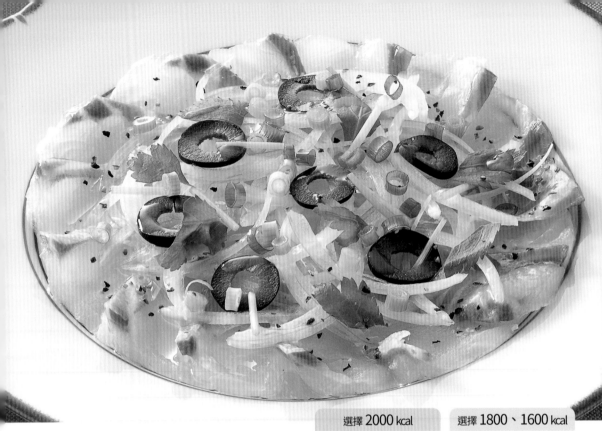

	選擇 2000 kcal		選擇 1800、1600 kcal	
200 kcal	鹽分 **0.6**g		**160** kcal	鹽分 **0.6**g

分量十足，華麗演出
生醃鯛魚

〈作法〉

❶ 將洋蔥與黑橄欖切薄片，鴨兒芹切成一公分長。

❷ 將鯛魚斜切薄片。

❸ 將②一一攤排在盤中，先撒上少許鹽與黑胡椒，①與青蔥撒在上面，最後再淋上橄欖油即可。

■ 材料（1 人份）	2000 大卡	1800、1600 大卡
鯛魚（生魚片肉片）	60g	50g
洋蔥	15g	15g
鴨兒芹	1 根	1 根
鹽漬黑橄欖（去籽）	1 粒	1 粒
青蔥（切蔥花）	少許	少許
鹽	少許	少許
黑橄欖（切粗末）	少許	少許
橄欖油	2 小匙	1 又 ½ 小匙

烹調筆記
鯛魚冷凍之後再切，就能夠切出和照片一樣薄的魚片了。

★ 建議
蔬菜內容只要搭配得好，就算主要材料是魚，照樣能夠做出分量充足的主菜。

加上碎蔬菜，讓滋味更香醇的義式口味

章魚翠綠沙拉

〈作法〉

❶ 將紫洋蔥切成薄片，黑橄欖切成圓片。

❷ 將櫻桃蘿蔔、紅甜椒、大蒜、羅勒葉及醃黃瓜全部都切成碎末之後與荷蘭芹拌和。

❸ 將 A 倒入碗盆，調勻之後加入②，調成翠綠沙拉淋醬。

❹ 將水煮章魚斜切薄片。

❺ 將紫洋蔥鋪在盤中，④排放在上，倒入③，最後再撒上黑橄欖即可。

■ 材料（1 人份）	2000 大卡	1800、1600 大卡
水煮章魚爪	100g	80g
紫洋蔥	30g	30g
黑橄欖（去籽）	1 粒	1 粒
櫻桃蘿蔔	1 個	1 個
紅甜椒	¼個	¼個
大蒜	½瓣	½瓣
羅勒葉（新鮮葉片）	1 片	1 片
荷蘭芹（切碎末）	1 小匙	1 小匙
醃黃瓜	½條	½條
A 醋	½大匙	½大匙
A 鹽、胡椒	各少許	各少許
A 橄欖油	2 又½小匙	1 又¾小匙

選擇 2000 kcal		選擇 1800、1600 kcal	
200 kcal	鹽分 **1.5**g	**160** kcal	鹽分 **1.4**g

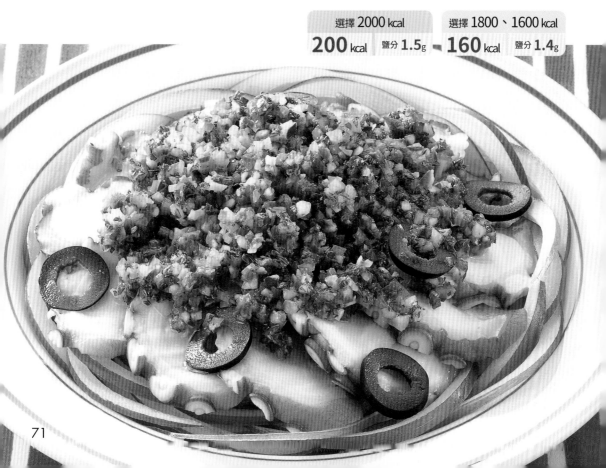

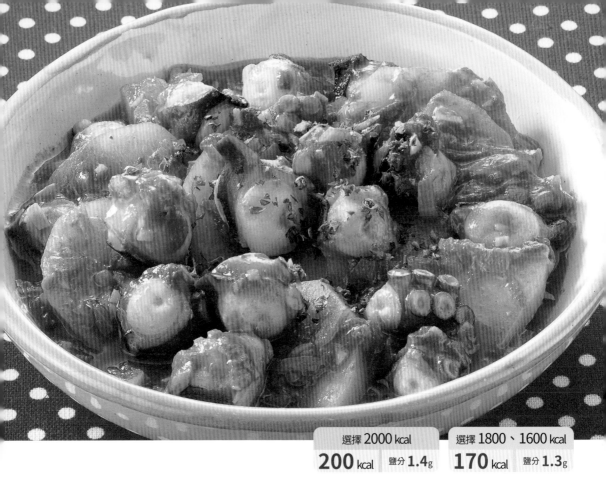

	選擇 2000 kcal		選擇 1800、1600 kcal	
	200 kcal	鹽分 **1.4**g	**170** kcal	鹽分 **1.3**g

番茄滋味，香醇濃郁

西班牙茄汁章魚

〈作法〉

❶ 將馬鈴薯切成五公釐厚的半月形。

❷ 將洋蔥與大蒜切碎末，水煮番茄撕小塊。

❸ 將水煮章魚爪切成一公分寬。

❹ 將鍋子熱好橄欖油，倒入大蒜與洋蔥，以小火爆香後加入③與①，大火快炒。

❺ 將鮮雞湯與水煮番茄倒入④中，以小火燉煮十分鐘後加入 A 調味，完成時撒上荷蘭芹即可。

■ 材料（1 人份）		2000 大卡	1800、1600 大卡
水煮章魚爪		80g	60g
馬鈴薯		50g	50g
洋蔥		30g	30g
大蒜		½瓣	½瓣
番茄（水煮罐頭）		80g	80g
鮮雞湯		⅔杯	⅔杯
A	紅辣椒粉	⅓小匙	⅓小匙
	胡椒	少許	少許
	砂糖	⅔小匙	⅔小匙
橄欖油		¾小匙	½小匙
荷蘭芹（切碎末）		少許	少許

※ 鮮雞湯是用¼個雞湯塊加⅔杯熱水調製的湯底。

色彩繽紛的黃、紅、綠

香煎鱈魚佐三色椒醬汁

海鮮類料理

〈作法〉

❶ 將椒類全部切成細絲。

❷ 將生鱈魚撒上少許鹽與胡椒，置於烤魚架上，兩面烤成金黃色之後盛入盤中備用。

❸ 平底鍋熱好橄欖油，倒入①，以中火將椒類炒軟之後，加入調好的A，轉小火，熬煮收汁。

❹ 將③淋在②的鱈魚上，附上切成一半的檸檬片。

■ 材料（1人份）		2000 大卡	1800、1600 大卡
生鱈魚		100g	80g
青椒		¼個	¼個
紅甜椒		¼個	¼個
黃甜椒		¼個	¼個
A	白葡萄酒	1 大匙	1 大匙
	肉湯	¼杯	¼杯
	薄口醬油	½小匙	½小匙
鹽、胡椒		各少許	各少許
橄欖油		2 小匙	1 又 ½小匙
檸檬（切半圓片）		2 片	2 片

※ 肉湯是用少許肉湯塊加¼杯熱水調製的湯底。

建議

鱈魚脂肪的膽固醇含量少、熱量低而且高蛋白，是活躍於減肥食譜中的白肉魚之一。

選擇 2000 kcal		選擇 1800、1600 kcal	
190 kcal	鹽分 **1.6**g	**150** kcal	鹽分 **1.5**g

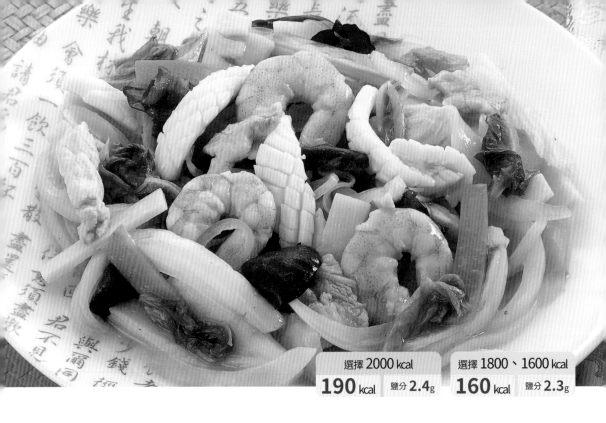

可以大啖豐盛蔬菜的一道美食

八寶菜

〈作法〉

❶ 將墨魚剝皮，在表面劃上寬二到三公釐的斜格紋之後，切成長三公分、寬一公分的條狀。

❷ 將豬腿肉切成長三公分的肉絲。

❸ 將木耳浸水泡軟，切除根部之後撕成適口大小備用。洋蔥切成薄片，白菜切成三公分的塊狀。水煮竹筍與胡蘿蔔切成三公分的長條後用熱水略為汆燙。

❹ 平底鍋熱好植物油，依序放入②、蝦仁與①，大火快炒。待墨魚炒上色時加入③拌炒，倒入雞骨高湯與日本清酒，煮開後撒上鹽與胡椒調味，淋上調好的 A，勾芡之後熄火即可。

■ 材料（1 人份）	2000 大卡	1800、1600 大卡
墨魚（身體）	40g	30g
豬腿薄肉片（瘦肉）	40g	30g
蝦仁	20g	20g
洋蔥	¼個	¼個
白菜	2 片(50g)	2 片(50g)
水煮竹筍	20g	20g
胡蘿蔔	10g	10g
木耳（乾燥）	½片	½片
鹽	⅓小匙	⅓小匙
胡椒	少許	少許
雞骨高湯	¼杯	¼杯
日本清酒	1 小匙	1 小匙
植物油	1 小匙	¾小匙
A 太白粉	1 小匙	1 小匙
A 水	1 大匙	1 大匙

※ 雞骨高湯是用少許高湯粉加 ¼ 杯熱水調製的湯底。

品嘗新鮮海產的地中海口味

馬賽魚湯

〈作法〉

❶ 將文蛤浸泡在濃度與海水一樣的鹽水（二又二分之一杯水加一大匙鹽）裡，吐沙後外殼洗淨備用。

❷ 將生鱈魚切適口大小。

❸ 將番茄皮上劃入淺淺的十字，過熱水後剝皮去籽，最後再剁碎。

❹ 將洋蔥與大蒜切成碎末。

❺ 將橄欖油與❹倒入厚鍋中，以小火爆香後加入①、②、③與A，轉大火，煮至文蛤開口為止。

❻ 最後撒上鹽與胡椒調味，盛入容器，撒上荷蘭芹即可。

■ 材料（1 人份）		2000 大卡	1800、1600 大卡
生鱈魚		100g	80g
文蛤（帶殼）		5小顆(100g)	3小顆(60g)
番茄		½個(100g)	½個(100g)
洋蔥		¼個	¼個
大蒜		½瓣	½瓣
A	水	1 杯	1 杯
	排骨高湯塊	¼個	¼個
	番紅花	少許	少許
鹽、胡椒		各少許	各少許
橄欖油		1 又 ½小匙	1 小匙
荷蘭芹（切碎末）		少許	少許

選擇 2000 kcal		選擇 1800、1600 kcal	
190 kcal	鹽分 **2.0**g	**160** kcal	鹽分 **1.9**g

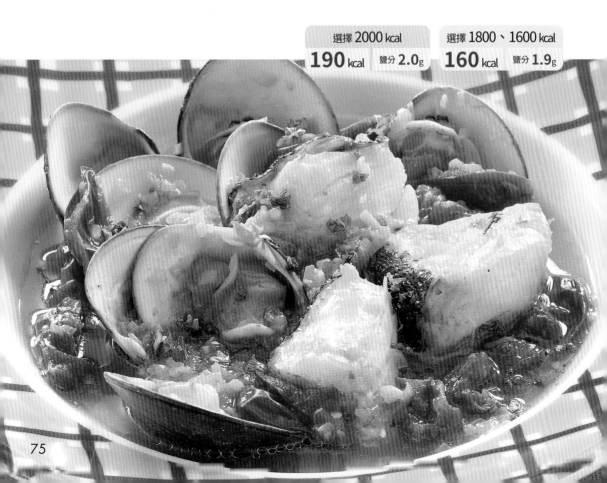

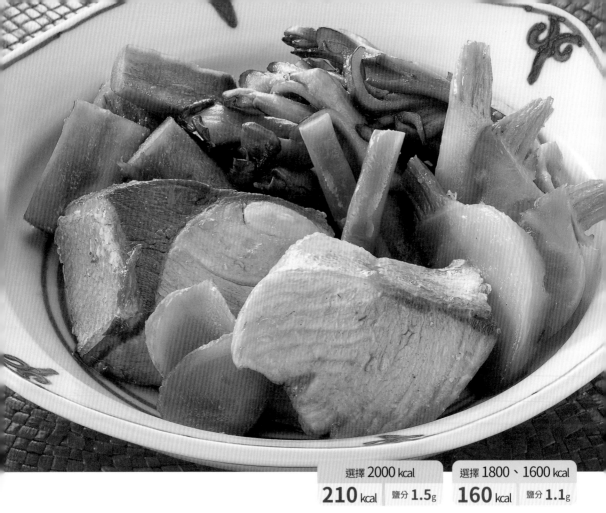

	選擇 2000 kcal		選擇 1800、1600 kcal	
	210 kcal	鹽分 **1.5** g	**160** kcal	鹽分 **1.1** g

蔬菜配蕈菇，分量更飽足
鰤魚燉蔬菜

〈作法〉

❶ 將牛蒡刮皮之後直切成一半，大頭菜切成半月形。

❷ 將舞茸撕小朵，四季豆去纖維之後長度切半。

❸ 將鰤魚切半。

❹ 將昆布高湯倒入鍋，大火煮開後放入①，轉中火續煮。牛蒡煮軟時加入 A，倒入③與②，以小火熬煮收汁即可。

■ 材料（1 人份）	2000 大卡	1800、1600 大卡
鰤魚（青甘）	50g	40g
大頭菜	70g	60g
舞茸	40g	30g
牛蒡	40g	30g
四季豆	1 根	1 根
昆布高湯	⅓杯	⅓杯
A 醬油	½大匙	1 小匙多
A 日本清酒	1 小匙多	約 1 小匙
A 味醂	1 小匙	⅔小匙
A 薑（切薄片）	2 片	2 片

善用香草植物，低鹽照樣滿足

香草煎鰤魚

〈作法〉

❶ 將鰤魚撒上少許鹽與胡椒備用。

❷ 將百里香與迷迭香撕碎撒在鰤魚上，放在烤魚盤中將兩面烤成金黃色之後盛入盤中。

❸ 將巴沙米可醋與橄欖油淋在②的鰤魚周圍，最後再附上檸檬即可。

■ 材料（1 人份）	2000 大卡	1800、1600 大卡
鰤魚（青甘）	60g	50g
百里香（新鮮葉片）	1 根	1 根
迷迭香（新鮮葉片）	1 根	1 根
鹽、胡椒	各少許	各少許
巴沙米可醋	½大匙	½大匙
橄欖油	1 小匙	¾小匙
檸檬（切半月形）	1 塊	1 塊

建議
只要善用香草植物散發出來的香氣，就算鹽分少，吃起來依舊美味。

選擇 2000 kcal	選擇 1800、1600 kcal
200 kcal　鹽分 **0.6**g	**170** kcal　鹽分 **0.6**g

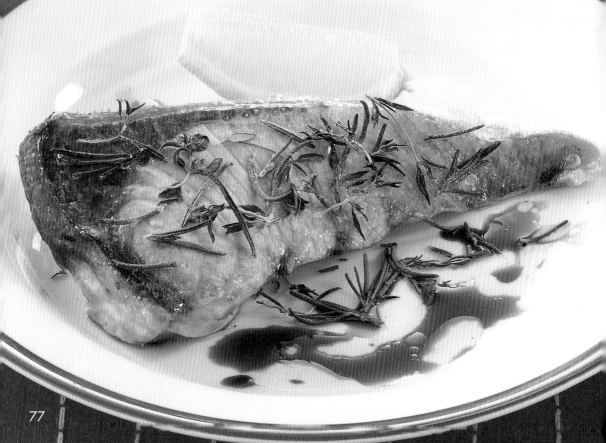

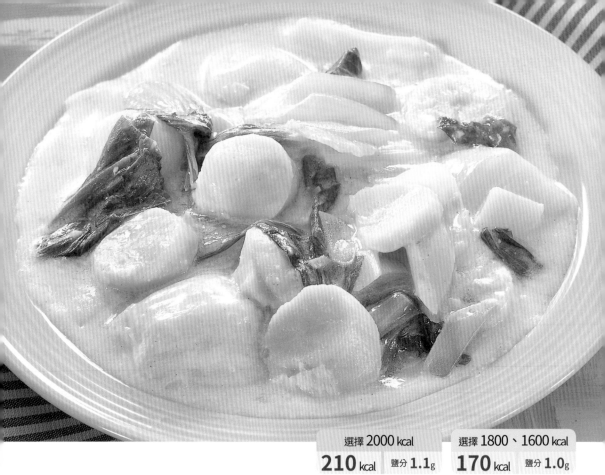

選擇 2000 kcal		選擇 1800、1600 kcal	
210 kcal	鹽分 **1.1**g	**170** kcal	鹽分 **1.0**g

乳香濃郁，香醇圓潤
奶汁扇貝青江菜

〈作法〉

❶ 將青江菜切除根部之後，再分切成四到五公分長的塊狀，菜梗與菜葉分開備用。

❷ 將扇貝切成二到三等分。

❸ 將香麻油、大蔥與薑倒入平底鍋，以小火爆香後依序放入青江菜菜梗、❷與青江菜菜葉，轉大火略為拌炒。

❹ 將雞骨高湯與日本清酒倒入❸，煮開時加入牛奶，撒上鹽與胡椒調味，淋上調好的Ａ，勾芡之後熄火即可。

■ 材料（1人份）	2000 大卡	1800、1600 大卡
扇貝貝柱	100g(約3顆)	70g(約2顆)
青江菜	100g	100g
大蔥（切碎末）	1 大匙	1 大匙
薑（切碎末）	2 小匙	2 小匙
雞骨高湯	¼杯	¼杯
日本清酒	2 小匙	2 小匙
牛奶	¼杯	¼杯
鹽、胡椒	各少許	各少許
香麻油	1 小匙	¾小匙
A 太白粉	1 小匙	1 小匙
A 水	1 大匙	1 大匙

※ 雞骨高湯是用少許高湯粉加¼杯熱水調製的湯底。

搭配豐盛蔬菜的和風沙拉

鮪魚生魚片沙拉

〈作法〉

❶ 將蘿蔔、小黃瓜、胡蘿蔔與大蔥切成長度一致的菜絲之後浸泡在冷水裡，讓口感變得更清脆，瀝乾拌和備用。

❷ 將鮪魚斜切成適口大小的薄片。

❸ 將 A 倒入小碗盆中，混合調成沙拉淋醬。

❹ 容器中鋪上一層綠紫蘇葉，鋪上①，放入②，淋上③，最後再附上山葵泥即可。

■ 材料（1 人份）		2000 大卡	1800、1600 大卡
鮪魚（紅肉・生魚片肉塊）		80g	60g
蘿蔔		50g	50g
小黃瓜		30g	30g
胡蘿蔔		20g	20g
大蔥		20g	20g
綠紫蘇葉		3 片	3 片
A	醬油	1 大匙	1 大匙
	昆布高湯	1 小匙	1 小匙
	醋	1 小匙	1 小匙
	橄欖油	2 小匙	1 又 ½ 小匙
山葵泥		少許	少許

重點在這裡！ 搭配大量蔬菜，就是一道預防尿液酸化的美味佳肴了。

選擇 2000 kcal		選擇 1800、1600 kcal	
190 kcal	鹽分 **2.8**g	**160** kcal	鹽分 **2.8**g

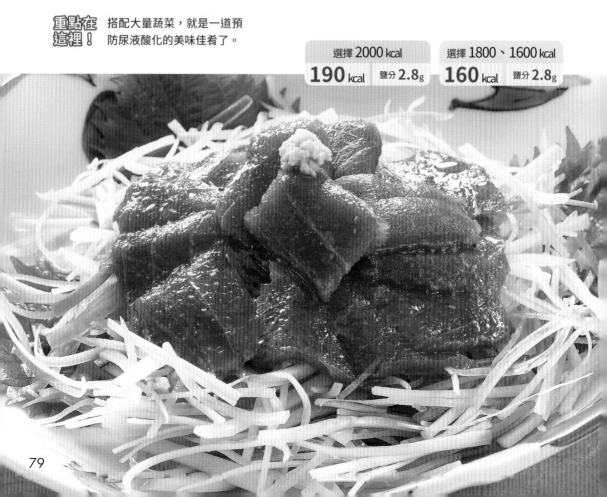

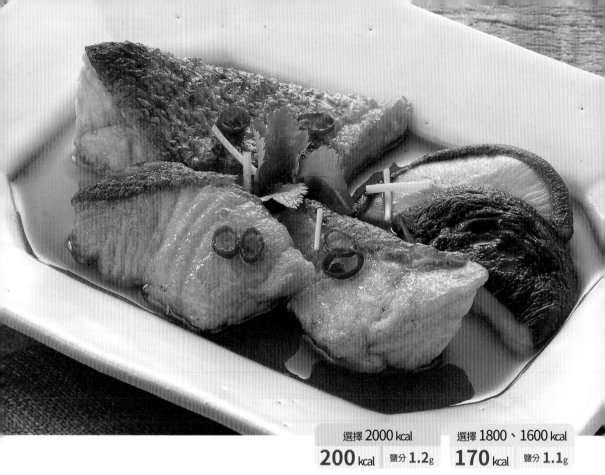

	選擇 2000 kcal	選擇 1800、1600 kcal
	200 kcal　鹽分 **1.2**g	**170** kcal　鹽分 **1.1**g

不下鍋油炸，掌控低熱量

香烤南蠻鮭

〈作法〉

❶ 將生香菇切除菇蒂，鴨兒芹切一公分寬。

❷ 將A倒入碗盆，調成南蠻醬。

❸ 將生鮭魚切成二到三等分，撒一層薄薄的麵粉之後，再將多餘的粉拍落，備用。

❹ 將平底鍋熱好植物油，③一片一片下鍋，用中火將兩面煎成金黃色之後趁熱放入②中，一邊不時上下翻面，一邊醃漬一小時，使其入味。

❺ 將①的生香菇倒入④的平底鍋中，以中火將兩面煎成金黃色之後切半，與④的鮭魚一起醃漬。

❻ 將鮭魚與香菇連同醃汁盛入容器中，最後再撒上鴨兒芹即可。

材料（1人份）		2000 大卡	1800、1600 大卡
生鮭魚		80g	70g
生香菇		1 朵	1 朵
細絲鴨兒芹		1 根	1 根
麵粉		1 小匙	1 小匙
A	薄口醬油	1 小匙	1 小匙
	醋	2 小匙	2 小匙
	砂糖	1 小匙	1 小匙
	紅辣椒（切小段）	½ 根	½ 根
植物油		1 又 ½ 小匙	1 小匙

- 海鮮類料理
- 豆腐、大豆製品類料理

美味的訣竅，在於柔嫩的半熟蛋花

油豆腐韭菜炒蛋

〈作法〉

❶ 將油豆腐放在濾網裡，淋上熱水去油之後先直切成一半，再切成五公釐厚。

❷ 將韭菜切成三到四公分長。洋蔥切成薄片。

❸ 將 A 倒入鍋，煮開時放入①及②的洋蔥，轉中火，洋蔥煮軟後再倒入②的韭菜，略為煮過。

❹ 將蛋液打入③，煮至半熟時熄火即可。

■ 材料（1 人份）		2000 大卡	1800、1600 大卡
油豆腐		70g	50g
蛋液		3 大匙	2 大匙
韭菜		20g	20g
洋蔥		¼個	¼個
A	昆布高湯	⅓杯	⅓杯
	醬油	½大匙	1 小匙
	味醂	½小匙	⅓小匙

選擇 2000 kcal
200 kcal 鹽分 **1.6**g

選擇 1800、1600 kcal
150 kcal 鹽分 **1.1**g

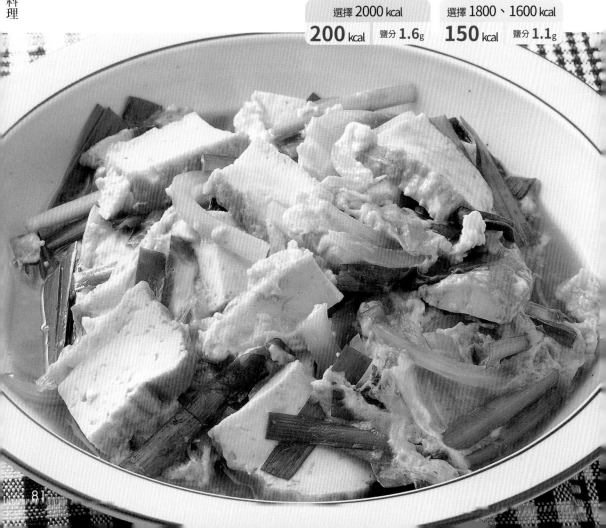

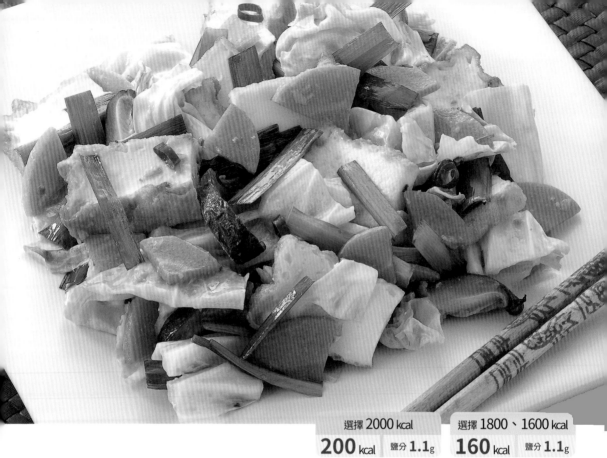

選擇 2000 kcal		選擇 1800、1600 kcal	
200 kcal	鹽分 **1.1**g	**160** kcal	鹽分 **1.1**g

香味蔬菜，提引風味

味噌炒青蔬油豆腐

〈作法〉

❶ 將高麗菜切成二到三公分的塊狀，胡蘿蔔切成二到三公釐的扇形。韭菜切成二到三公分長。生香菇去除菇蒂後切成薄片。

❷ 將油豆腐倒在濾網裡，淋上熱水去除油之後先直切一半，再切成五公釐厚。

❸ 將植物油與 A 倒入鍋，以小火翻炒爆香；放入②與①拌炒，蔬菜炒熟時倒入調好的 B，與所有材料拌和之後，熄火起鍋即可。

■ 材料（1 人份）		2000 大卡	1800、1600 大卡
油豆腐		80g	60g
高麗菜		1 片	1 片
胡蘿蔔		20g	20g
韭菜		10g	10g
生香菇		½朵	½朵
A	薑（切碎末）	少許	少許
	大蒜（切碎末）	少許	少許
	紅辣椒（切小段）	少許	少許
B	味噌	1 小匙	1 小匙
	醬油	½小匙	½小匙
	味醂	½小匙	½小匙
植物油		1 小匙	¾小匙

蔬菜配蠔油，滋味甘醇更道地

蠔油香炒油豆腐

豆腐、大豆製品類料理

〈作法〉

❶ 將白菜削切成適口大小，青椒去除果蒂與籽之後滾刀切塊。

❷ 將油豆腐倒在濾網裡，淋上熱水去油之後直切一半，再切成七到八公釐厚。

❸ 將香麻油與 A 倒入鍋，以小火翻炒爆香；加入①與②，迅速拌炒。

❹ 將 B 調勻成醬汁，淋上③後即完成。

■ 材料（1 人份）	2000 大卡	1800、1600 大卡
油豆腐	80g	60g
白菜	1 片	1 片
青椒	½個	½個
A 大蔥（切碎末）	1 大匙	1 大匙
A 大蒜（切碎末）	1 小匙	1 小匙
A 薑（切碎末）	1 小匙	1 小匙
B 日本清酒	2 小匙	2 小匙
B 蠔油醬	1 又 ⅓ 小匙	1 小匙
香麻油	1 小匙	½小匙

選擇 2000 kcal	選擇 1800、1600 kcal
200 kcal　鹽分 **0.9**g	**170** kcal　鹽分 **0.7**g

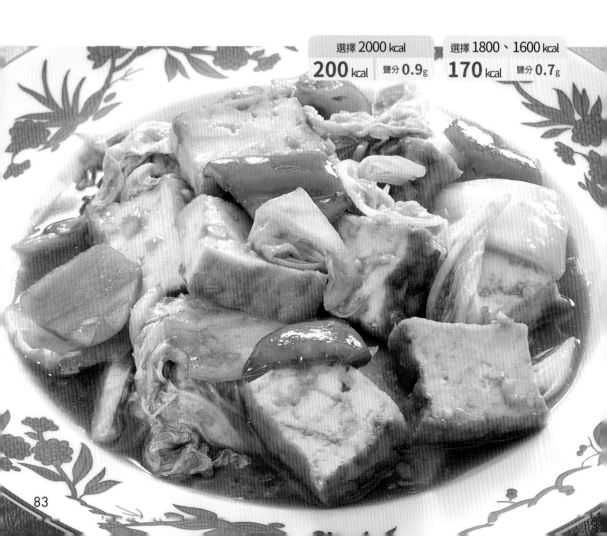

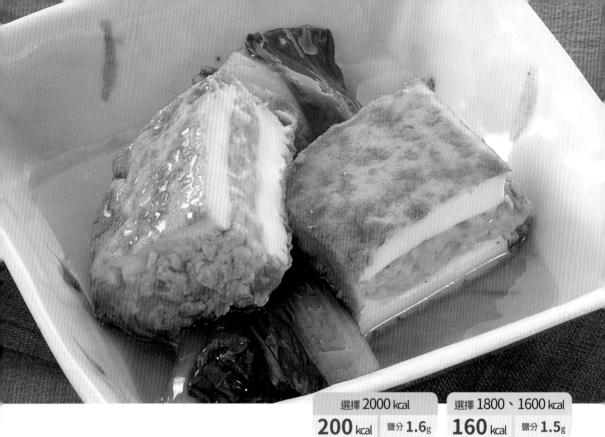

	選擇 2000 kcal		選擇 1800、1600 kcal	
	200 kcal	鹽分 **1.6**g	**160** kcal	鹽分 **1.5**g

肉餡飽足，分量滿點

香燴鑲肉油豆腐

〈作法〉

❶ 將油豆腐倒在濾網裡，淋上熱水去油之後從中間橫劃一刀，但要留意不可切斷，上下厚度剛好可以夾著肉餡。

❷ 將洋蔥切成碎末之後倒入碗盆中，加入雞絞肉與 A，均勻揉和。

❸ 打開油豆腐，內側撒上少許太白粉，將②填入其中。

❹ 將 B 倒入鍋，以大火加熱煮開之後放入③，轉中火熬煮。略為收汁之後，淋上調好的 C 勾芡。

❺ 將④的油豆腐切半，盛入容器中，青江菜燙熟之後切成三公分長附上，最後再淋上煮汁即可。

■ 材料（1人份）		2000 大卡	1800、1600 大卡
油豆腐		80g	60g
雞絞肉		25g	20g
洋蔥		20g	20g
A	薑汁	少許	少許
	鹽、胡椒	各少許	各少許
太白粉		⅓小匙	⅓小匙
B	昆布高湯	½杯	½杯
	醬油	1 小匙	1 小匙
	砂糖	⅔小匙	⅔小匙
	日本清酒	½小匙	½小匙
C	太白粉	⅔小匙	⅔小匙
	水	2 大匙	2 大匙
青江菜		20g	20g

豆腐下鍋大火炒，配料豐盛營養高

什錦炒豆腐

豆腐、大豆製品類料理

〈作法〉

❶ 將板豆腐包上一層廚房紙巾，放入耐熱盤中，微波加熱一分鐘，使其釋出水分。

❷ 將竹輪切薄片，胡蘿蔔切成三公分長的菜絲。

❸ 將四季豆去纖維，放入沸水裡稍微燙軟之後瀝乾，斜切薄片。

❹ 將蒟蒻絲倒入大鍋沸水裡略為汆燙，撈起瀝乾後切適口長度。

❺ 鍋子熱好植物油，大火快炒②與④，所有材料都沾上油時，將①剝碎下鍋，加入A，炒至湯汁收乾為止。

❻ 將③放入⑤中，略為拌炒之後，盛入容器即可。

■ 材料（1人份）	2000 大卡	1800、1600 大卡
板豆腐	130g	100g
竹輪	30g	30g
胡蘿蔔	20g	20g
四季豆	1 根	1 根
蒟蒻絲	30g	30g
A 昆布高湯	½小匙	½小匙
A 醬油	½小匙	½小匙
A 砂糖	½小匙	½小匙
A 鹽	少許	少許
植物油	1又¼小匙	¾小匙

選擇 2000 kcal		選擇 1800、1600 kcal	
200 kcal	鹽分 **1.6**g	**160** kcal	鹽分 **1.6**g

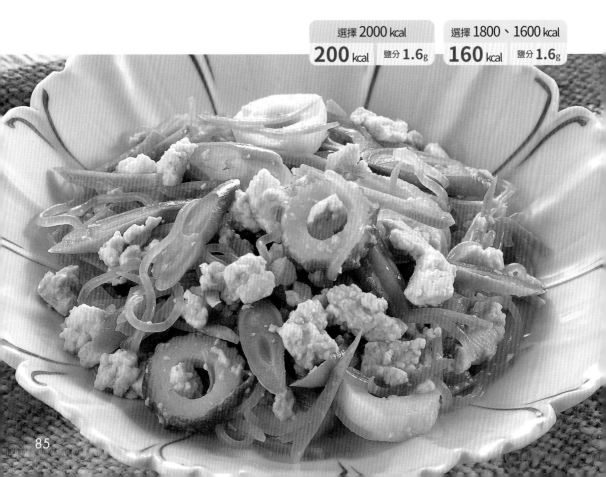

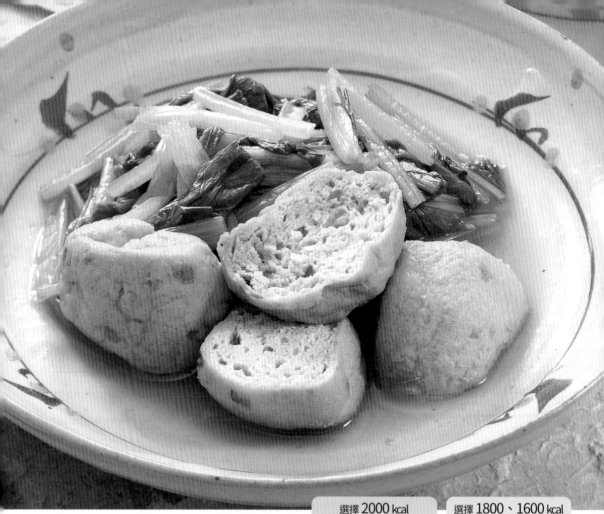

油豆腐包滷青菜

簡便配菜，開胃下飯

〈作法〉

❶ 將油豆腐包放入沸水裡煮一到二分鐘，去油之後輕輕把水壓出來，切成一半。

❷ 將油菜切成三公分長。

❸ 將 A 倒入鍋，煮開後放入①，轉成較小的中火，續煮四到五分鐘。

❹ 從鍋緣放入②，用筷子將材料壓入煮汁中略為煮過。

❺ 將④盛入容器中，最後再注入煮汁即可。

■ 材料（1 人份）		2000 大卡	1800、1600 大卡
油豆腐包		60g	50g
油菜		100g	80g
A	昆布高湯	⅓杯	⅓杯
	醬油	2 小匙	2 小匙
	味醂	2 小匙	2 小匙

⭐ 建議

下鍋炸過的油豆腐包熱量會比想像中的還要高，再加上市面上的油豆腐包大小各有千秋，所以烹調的時候一定要抓好分量喔。

細心慢燉，茄味香醇
茄汁油豆腐包

豆腐、大豆製品類料理

〈作法〉

❶ 將洋蔥、青椒與紅甜椒全部切成一公分的丁狀。

❷ 將油豆腐包放在濾網裡，淋上熱水，去油備用。

❸ **選擇兩千大卡分量**：先將植物油倒入鍋，熱好油之後放入①與②，以中火拌炒至蔬菜都沾上油之後加入A，轉小火，熬煮收汁；**選擇一千八百、一千六百大卡分量**：先將A倒入鍋，煮開後放入①與②，以小火熬煮收汁即可。

■ 材料（1人份）	2000 大卡	1800、1600 大卡
油豆腐包	60g	50g
洋蔥	30g	30g
青椒	¼個	¼個
紅甜椒	¼個	¼個
A　水	¼杯	¼杯
A　番茄汁	⅓杯	⅓杯
A　番茄醬	1 小匙	1 小匙
A　雞湯塊	⅓個	⅓個
A　月桂葉	½片	½片
A　鹽、胡椒	各少許	各少許
植物油	¾小匙	無

選擇 2000 kcal		選擇 1800、1600 kcal	
200 kcal	鹽分 **1.8**g	**150** kcal	鹽分 **1.8**g

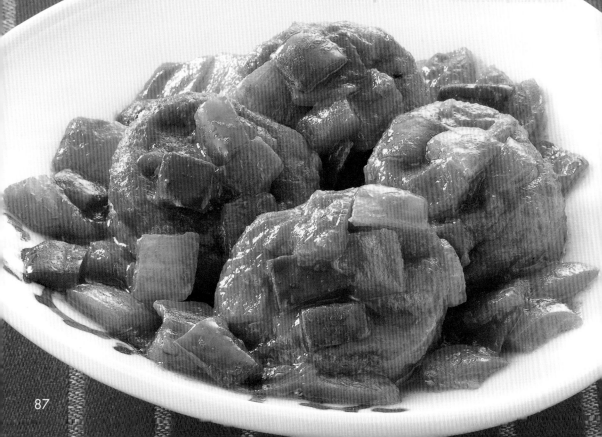

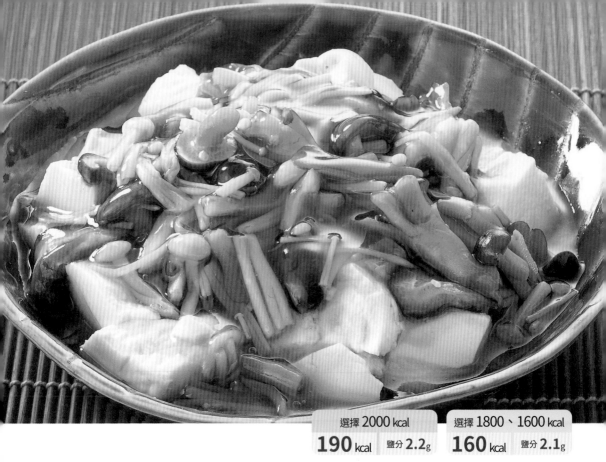

	選擇 2000 kcal		選擇 1800、1600 kcal	
	190 kcal	鹽分 **2.2**g	**160** kcal	鹽分 **2.1**g

口感滑嫩，咕溜入喉

什菇燴嫩腐

〈作法〉

❶ 將生香菇去除菇蒂之後切薄片，鴻喜菇切除菇蒂之後，連同舞茸撕成小朵，金針菇去除根部之後再切成三公分長。

❷ 將平底鍋熱好植物油，加入①，以中火略為拌炒。所有材料沾上油時加入 A，續煮二到三分鐘，淋上調好的 B，勾芡之後熄火。

❸ 將嫩豆腐放入沸水中，煮二到三分鐘後撈起。

❹ 將③搗成大塊，盛入盤中，淋上②即可。

重點在這裡！ 豆腐幾乎不含普林，是值得推薦的食材。

■ 材料（1 人份）		2000 大卡	1800、1600 大卡
嫩豆腐		⅓塊(200g)	½塊(150g)
生香菇		1 朵	1 朵
鴻喜菇		20g	20g
舞茸		30g	30g
金針菇		30g	30g
A	昆布高湯	⅓杯	⅓杯
	醬油	1 小匙	1 小匙
	日本酒	1 小匙	1 小匙
	味醂	1 小匙	1 小匙
	鹽	少許	少許
B	太白粉	1 小匙	1 小匙
	水	1 大匙	1 大匙
植物油		¾小匙	¾小匙

豆腐快炒山苦瓜，夏季消暑胃口佳

豆腐香炒山苦瓜

〈作法〉

❶ 在板豆腐上壓放重物，放置三十分鐘，讓水分釋出。

❷ 將豆芽菜摘除鬚根，生香菇去除菇蒂後切成薄片。高麗菜與胡蘿蔔切長條。

❸ 將山苦瓜直切成半，刮除果絮之後從邊端切薄片。木耳浸水泡軟，切除根部之後撕小塊。

❹ 將豬腿肉切適口大小。

❺ 平底鍋熱好香麻油，放入②、轉大火，將肉炒熟之後，將①剝小塊放入鍋中，均勻拌炒，最後再以 A 調味即可。

■ 材料（1人份）		2000 大卡	1800、1600 大卡
板豆腐		100g	80g
豬腿薄肉片（瘦肉）		30g	25g
豆芽菜		50g	50g
生香菇		20g	20g
高麗菜		20g	20g
胡蘿蔔		15g	15g
山苦瓜		10g	10g
木耳（乾燥）		2 片	2 片
A	鹽、胡椒	各少許	各少許
	醬油	2 小匙	2 小匙
香麻油		1 又 ½ 小匙	1 小匙

選擇 2000 kcal		選擇 1800、1600 kcal	
200 kcal	鹽分 **2.3** g	**160** kcal	鹽分 **2.2** g

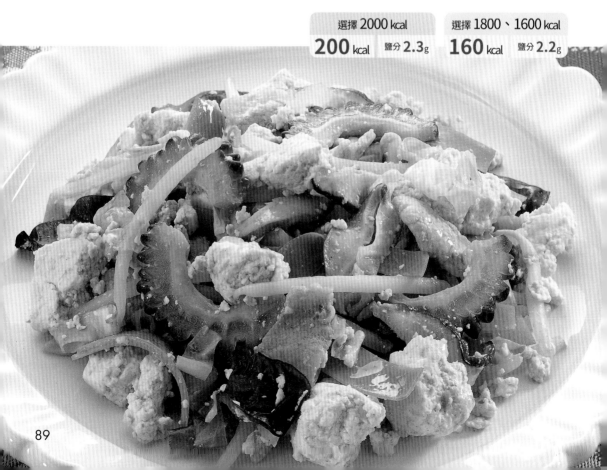

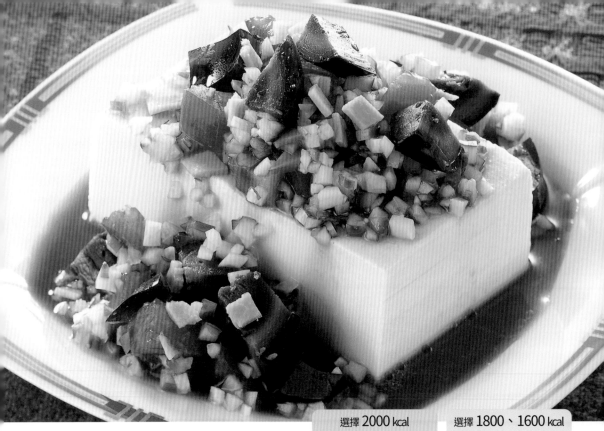

	選擇 2000 kcal		選擇 1800、1600 kcal	
	210 kcal	鹽分 **1.6**g	**170** kcal	鹽分 **1.4**g

加了香皮蛋，口味更道地

皮蛋豆腐

〈作法〉

❶ 將皮蛋剝殼備用。

❷ 將嫩豆腐倒入疊放在碗盆中的濾網上，置於冰箱中，一邊將水瀝乾，一邊冰鎮備用。

❸ 將番茄與①切成一公分的丁狀，里肌火腿與小黃瓜切成碎末。

❹ 將 A 倒入碗盆中，攪拌均勻，調成醬汁。

❺ 將②盛入容器中，放上③，最後再淋上④即可。

■ 材料（1 人份）		2000 大卡	1800、1600 大卡
嫩豆腐		½塊(150g)	⅓塊(100g)
皮蛋		25g	20g
里肌火腿		⅓片	¼片
番茄		¼個	¼個
小黃瓜		20g	20g
A	醬油	1 小匙	1 小匙
	醋	½小匙	½小匙
	日本清酒	1 小匙	1 小匙
	砂糖	½小匙	½小匙
	香麻油	½小匙	½小匙
	辣油	¼小匙	¼小匙

風味色彩，亮麗多變

繽紛豆腐沙拉

〈作法〉

❶ 將板豆腐切成一點五公分的豆腐丁，放入疊放在碗盆中的濾網上，置於冰箱中，一邊將水瀝乾，一邊冰鎮。蟹肉棒切半後撕成細絲。

❷ 將小黃瓜切薄片，海帶芽切適口長度。

❸ 將綠蘆筍放入沸水中，汆燙之後斜切成三等分。

❹ 將 A 倒入小碗盆中，攪拌均勻，做成醬汁。

❺ 另取一碗盆，放入①、②、③以及湯汁瀝乾的玉米粒，混合之後盛入容器，最後再淋上④即可。

■ 材料（1人份）	2000 大卡	1800、1600 大卡
板豆腐	150g	120g
蟹肉棒	30g	25g
小黃瓜	30g	30g
綠蘆筍	1 根（粗）	1 根（粗）
玉米粒（整顆・水煮罐頭）	10g	10g
海帶芽（泡軟的）	10g	10g
A 醋	2 小匙	2 小匙
A 醬油	2 小匙	2 小匙
A 胡椒	少許	少許
A 沙拉油	¾ 小匙	½ 小匙
A 香麻油	¼ 小匙	¼ 小匙

重點在這裡！ 海藻與蔬菜搭配，成為一道促進尿酸排出的好菜。

選擇 2000 kcal		選擇 1800、1600 kcal	
200 kcal	鹽分 **2.6**g	**170** kcal	鹽分 **2.5**g

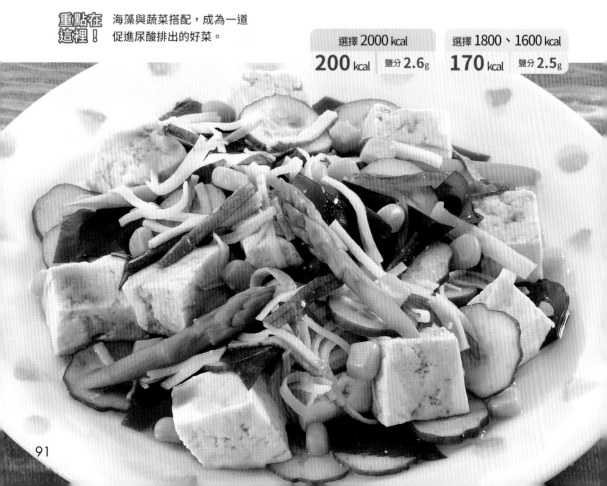

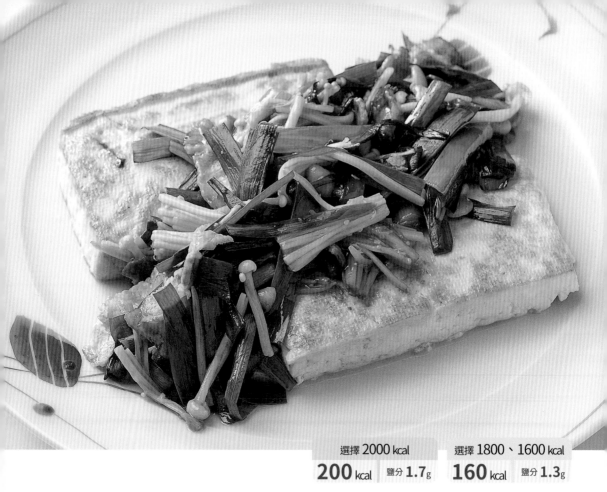

選擇 2000 kcal		選擇 1800、1600 kcal	
200 kcal	鹽分 **1.7**g	**160** kcal	鹽分 **1.3**g

利用冰箱蔬菜，兩三下做出一道菜

肉絲青蔬燴豆腐排

〈作法〉

❶ 將板豆腐用布巾包起來，放在砧板上，上頭壓放盤子等重物，靜置三十分鐘；水分釋出之後，厚度切半。

❷ 將豬腿肉切細絲，韭菜切三公分長，金針菇去除根部後長度切半。

❸ 將平底鍋倒入一半的植物油，熱好油之後，用手在①的兩面抹上一層薄醬油，排放其中，以中火煎成金黃色，盛入盤中。

❹ 剩下的植物油倒入③的平底鍋中，放入②的豬肉，炒熟之後與②的韭菜與金針菇拌炒，以 A 調好味，最後淋在③的豆腐上即可。

■ 材料（1人份）		2000 大卡	1800、1600 大卡
板豆腐		130g	100g
豬腿薄肉片（瘦肉）		25g	20g
韭菜		20g	20g
金針菇		20g	20g
醬油		½小匙	½小匙
A	日本清酒	½大匙	½大匙
	醬油	½大匙	1小匙
	太白粉	⅓小匙	⅓小匙
植物油		1又¼小匙	1小匙

淋上蘿蔔泥醬，滋味更加可口

豆腐排佐蘿蔔泥醬

〈作法〉

❶ 將板豆腐用布巾包起來，放在砧板上，上頭壓放盤子等重物，靜置三十分鐘，待水分釋出之後切成六等分。

❷ 將蘿蔔磨成泥，大蒜切成薄片，鴻喜菇切除菇蒂，剝成小朵。

❸ 將 A 倒入鍋，煮開後放入②，將鴻喜菇煮軟。

❹ 平底鍋熱好植物油，①排放其中，以中火將兩面煎成金黃色，盛入盤中。

❺ 將③淋在④上，撒上去除根部、長度切成二到三等分的蘿蔔芽即可。

■ 材料（1 人份）		2000 大卡	1800、1600 大卡
板豆腐		150g	120g
蘿蔔		80g	80g
鴻喜菇		⅓包	⅓包
大蒜		⅓瓣	⅓瓣
蘿蔔芽		15 根	15 根
A	昆布高湯	1 大匙	1 大匙
	醬油	2 小匙	2 小匙
	味醂	½小匙	½小匙
植物油		1 又¼小匙	¾小匙

選擇 2000 kcal		選擇 1800、1600 kcal	
190 kcal	鹽分 **1.7** g	**150** kcal	鹽分 **1.7** g

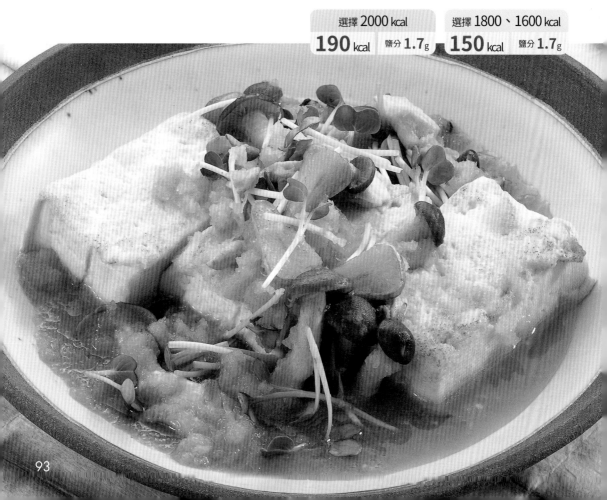

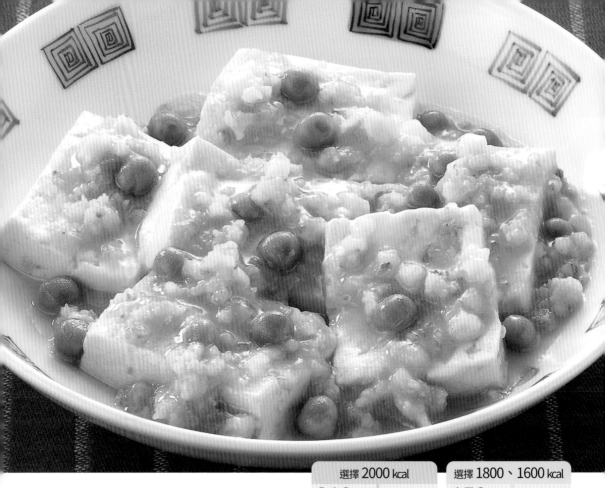

	選擇 2000 kcal		選擇 1800、1600 kcal	
	210 kcal	鹽分 **1.2**g	**150** kcal	鹽分 **1.2**g

蝦仁丁配豌豆仁，紅中帶綠更亮麗

豆腐甘燴蝦仁

〈作法〉

❶ 將板豆腐直切一半後再切成一公分寬的豆腐塊。

❷ 將蝦仁剁成粗末。

❸ 將豌豆仁倒入沸水中略為汆燙備用。

❹ 平底鍋熱好植物油，倒入②，略為翻炒至變色時加入A，倒入①，轉小火續煮三到四分鐘，淋上用相同分量的水調和的太白粉水勾芡。

❺ 將④盛入容器中，撒上③即可。

■ 材料（1 人份）		2000 大卡	1800、1600 大卡
板豆腐		½塊(150g)	⅓塊(100g)
蝦仁		50g	40g
生豌豆仁		10g	10g
A	中式高湯	¼杯	¼杯
	醬油	1 小匙	1 小匙
	味醂	½小匙	½小匙
	日本清酒	1 小匙	1 小匙
太白粉		⅓小匙	⅓小匙
植物油		¾小匙	½小匙

※ 中式高湯是用少許中式高湯粉加¼杯熱水調製的湯底。

豆腐、大豆製品類料理

添加 XO 醬，滋味更道地
XO 醬炒豆腐青江菜

〈作法〉

❶ 將青江菜一片一片摘下，菜梗與菜葉分切來開；木耳浸水泡軟，切除根部之後大朵的切成一半；大蔥斜切薄片。

❷ 將板豆腐包上一層廚房紙巾，放入耐熱盤中，微波加熱一分鐘，釋出水分之後切成一公分的條狀，撒上鹽與胡椒。

❸ 將平底鍋熱好植物油，轉中火，放入❷，慢慢滾動，整個煎上色後起鍋。

❹ 將❶的青江菜梗、木耳與大蔥倒入❸的平底鍋中，大火快炒後，再將❸倒回鍋中，加入 A 拌炒。最後倒入❶的青江菜菜葉，淋上香麻油，所有材料大致拌和之後盛入容器即可。

■ 材料（1人份）		2000 大卡	1800、1600 大卡
板豆腐		150g	120g
青江菜		½株	½株
木耳（乾燥）		2片	2片
大蔥		30g	30g
鹽、胡椒		各少許	各少許
A	XO 醬	1 小匙	1 小匙
	醬油	1 小匙	1 小匙
	日本清酒	1 小匙	1 小匙
	水	1 大匙	1 大匙
植物油		1 小匙	¾小匙
香麻油		½小匙	½小匙

烹調筆記

XO 醬來自中國，是用干貝、蝦米、中式火腿與辣椒等材料入油燉煮的綜合調味料，大型超市與百貨公司均有販售。

選擇 2000 kcal		選擇 1800、1600 kcal	
190 kcal	鹽分 **1.5**g	**160** kcal	鹽分 **1.5**g

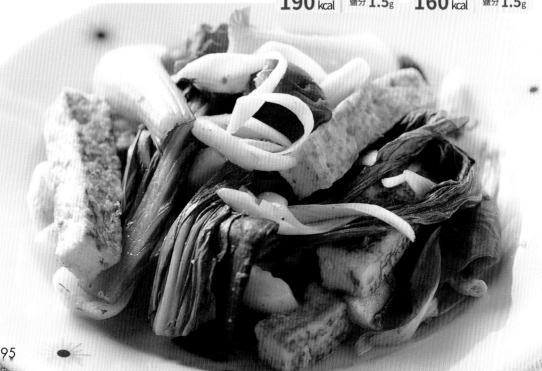

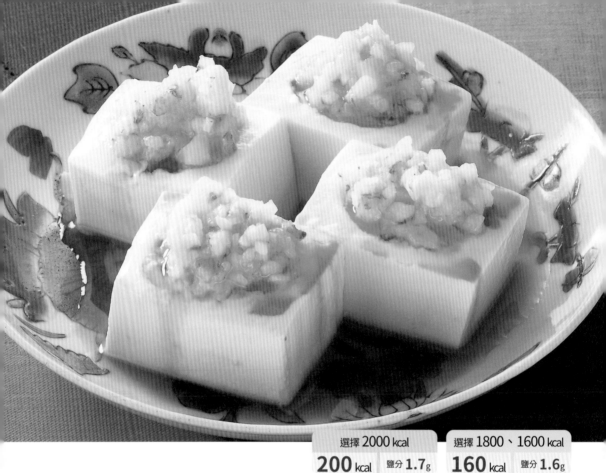

選擇 2000 kcal		選擇 1800、1600 kcal	
200 kcal	鹽分 **1.7** g	**160** kcal	鹽分 **1.6** g

蝦仁口感 Q 彈，令人回味無窮

蝦球鑲豆腐

〈作法〉

❶ 將蝦仁剔除泥腸，剁碎後倒入碗盆之後加入 A，均勻揉和之後分成四等分，並揉成球狀。

❷ 將嫩豆腐切成四等分，分別用湯匙在正中央挖個圓洞。

❸ 將②的豆腐排放在盤中，將①填入豆腐的凹洞中，放入充滿水蒸氣的蒸籠裡，大火蒸 5 分鐘。

❹ 將 B 倒入小碗盆中，調勻之後淋在蒸熟的豆腐上即可。

■ 材料（1 人份）		2000 大卡	1800、1600 大卡
嫩豆腐		⅔塊(200g)	½塊(150g)
蝦仁		40g	30g
A	大蔥（切碎末）	1 小匙	1 小匙
	薑汁	½小匙	½小匙
	日本清酒	1 小匙	1 小匙
	蛋白	½個	½個
	鹽	少許	少許
	太白粉	1 小匙	1 小匙
B	醬油	1 小匙	1 小匙
	醋	2 小匙	2 小匙
	砂糖	⅓小匙	⅓小匙
	香麻油	½小匙	½小匙

（請沿此虛線壓摺）

太雅出版社 編輯部收

台北郵政53-1291號信箱
電話：(02)2882-0755
傳真：(02)2882-1500
（若用傳真回覆，請先放大影印再傳真，謝謝！）

（請沿此虛線壓摺）

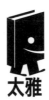

太雅部落格 http://taiya.morningstar.com.tw

熟年優雅學院
Aging Gracefully

讀者回函

感謝您選擇了太雅出版社,陪伴您一起享受閱讀的樂趣。只要將以下資料填妥(星號＊者必填),至最近的郵筒投遞,將可收到「熟年優雅學院」最新的出版和講座情報,以及晨星網路書店提供的勵志與養生類等電子報。你同樣可以利用QR Code線上填寫。

＊這次購買的書名是:＿＿＿＿＿＿＿＿＿＿＿＿＿＿＿＿＿＿＿＿＿＿＿＿＿

＊01 姓名:＿＿＿＿＿＿＿＿　性別:□男 □女　生日:民國＿＿年＿＿月＿＿日

＊02 手機(或市話):＿＿＿＿＿＿＿＿＿＿＿＿＿＿＿＿＿＿＿＿＿＿＿

＊03 E-Mail:＿＿＿＿＿＿＿＿＿＿＿＿＿＿＿＿＿＿＿＿＿＿＿＿＿＿

＊04 地址:□□□□□＿＿＿＿＿＿＿＿＿＿＿＿＿＿＿＿＿＿＿＿＿＿＿

05 閱讀心得與建議

＿＿＿＿＿＿＿＿＿＿＿＿＿＿＿＿＿＿＿＿＿＿＿＿＿＿＿＿＿＿＿＿＿

＿＿＿＿＿＿＿＿＿＿＿＿＿＿＿＿＿＿＿＿＿＿＿＿＿＿＿＿＿＿＿＿＿

＿＿＿＿＿＿＿＿＿＿＿＿＿＿＿＿＿＿＿＿＿＿＿＿＿＿＿＿＿＿＿＿＿

＿＿＿＿＿＿＿＿＿＿＿＿＿＿＿＿＿＿＿＿＿＿＿＿＿＿＿＿＿＿＿＿＿

填問卷,抽好書(限台灣本島)

無論您用哪種方式填寫,單月分10號之前,我們會抽出10位幸運讀者,贈送一本書(所以請務必以正楷清楚填寫你的資料),名單會公布在「熟年優雅學院」部落格。參加活動需寄回函正本(恕傳真無效)。活動時間為即日起～2018／12／30
以下3本贈書隨機挑選1本

線上讀者回函

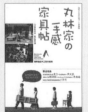
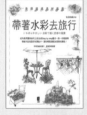
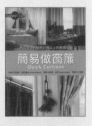

填表日期:

＿＿＿＿年＿＿＿＿月＿＿＿＿日

撒些毛豆仁，風味色彩更亮眼
蟹肉豆腐羹

豆腐、大豆製品類料理

〈作法〉

❶ 將蟹肉剔除軟骨之後撕成絲，大蔥切成碎末。

❷ 將板豆腐包上一層廚房紙巾，放入耐熱盤中，微波加熱三十秒，稍微釋出水分之後切成六塊。

❸ 選擇兩千大卡：先將香麻油倒入鍋，熱好油之後放入①，以中火翻炒。待所有材料都沾上油之後加入A，煮開時倒入②與毛豆，轉小火，續煮二到三分鐘；選擇一千八百～二千六百大卡：先將A倒入鍋，煮開之後加入①、②及毛豆，以中火續煮三到四分鐘。

❹ 將調好的B淋在③上，勾芡之後熄火即可。

■ 材料（1人份）		2000 大卡	1800、1600 大卡
板豆腐		120g	100g
蟹肉（罐頭）		40g	30g
大蔥		20g	20g
毛豆（水煮後從豆莢取出）		20g	20g
A	鮮雞湯	⅓杯	⅓杯
	醬油	½小匙	½小匙
	日本清酒	½大匙	½大匙
	鹽、胡椒	各少許	各少許
	太白粉	1小匙	1小匙
B	水	1大匙	1大匙
	香麻油	¾小匙	無

※ 鮮雞湯是用⅕個雞湯塊加⅓杯熱水調製的湯底。

選擇 2000 kcal		選擇 1800、1600 kcal	
210 kcal	鹽分 **1.6**g	**160** kcal	鹽分 **1.5**g

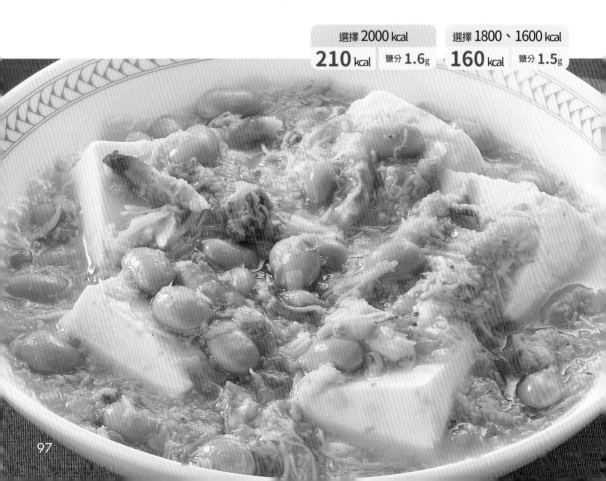

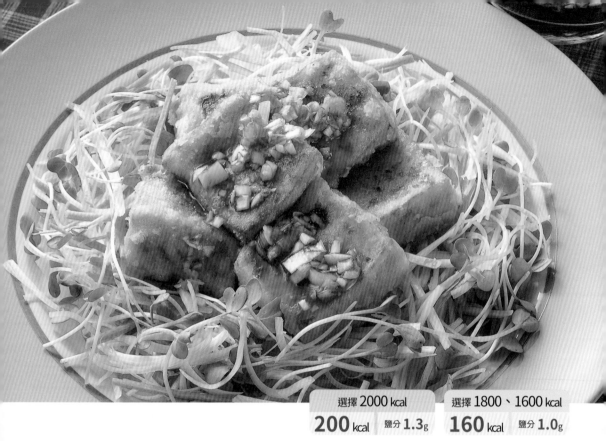

吃起來就像沙拉，口感清脆，回味無窮

香淋煎豆腐

〈作法〉

❶ 將炒芝麻切成粗末之後倒入碗盆中，加入 A 與 B，調成醬汁。

❷ 將胡蘿蔔、西洋芹及大蔥分別切成三到四公分長的菜絲，蘿蔔芽切除根部之後長度切半。所有材料浸泡在冷水一段時間，讓口感變得更清脆。

❸ 將板豆腐先直切成一半，再分切成六塊，用廚房紙巾輕輕拭乾後，整個裹上太白粉備用。

❹ 平底鍋熱好植物油，將③放入鍋中，以中火將兩面煎成金黃色。

❺ 瀝乾的②攤放在容器中，放入④，淋上①即可。

■ 材料（1 人份）		2000 大卡	1800、1600 大卡
板豆腐		120g	100g
胡蘿蔔		15g	15g
西洋芹		20g	20g
大蔥		15g	15g
蘿蔔芽		¼包	¼包
炒過的白芝麻		⅔小匙	⅔小匙
A	薑（切碎末）	½小匙	½小匙
	大蒜（切碎末）	¼小匙	¼小匙
	大蔥（切碎末）	½大匙	½大匙
B	醬油	½大匙	1 小匙多
	砂糖	½大匙	1 小匙
	醋、日本清酒	各½大匙	各½大匙
太白粉		1 又 ⅓小匙	1 又 ⅓小匙
植物油		1 小匙	½小匙

酥脆佐料配豆腐，口感新鮮又有趣

中式涼拌豆腐

豆腐、大豆製品類料理

〈作法〉

❶ 將蘿蔔、胡蘿蔔與獅子椒切絲，泡水讓口感變得更清脆之後，瀝乾備用。

❷ 將大蔥與薑切絲。

❸ 將花生與玉米片敲碎備用。

❹ 將A倒入小碗盆中，攪拌均勻。

❺ 將嫩豆腐放入沸水中，以可以在水中微微晃動的火候煮二到三分鐘，取出後瀝乾多餘的水分，切成一公分寬。

❻ 將①鋪放在盤中，放入⑤，撒上③與②，最後再淋上④即可。

■ 材料（1人份）		2000 大卡	1800、1600 大卡
嫩豆腐		150g	120g
蘿蔔		60g	60g
胡蘿蔔		20g	20g
獅子椒		2 根	2 根
大蔥		15g	15g
薑（切薄片）		2 片	2 片
花生		6 顆	6 顆
玉米片		約 ½ 杯(8g)	約 ⅓ 杯(5g)
A	醬油	½ 大匙	½ 大匙
	醋	1 又 ½ 小匙	1 又 ½ 小匙
	香麻油	¾ 小匙	½ 小匙

選擇 2000 kcal		選擇 1800、1600 kcal	
210 kcal	鹽分 **1.5**g	**170** kcal	鹽分 **1.4**g

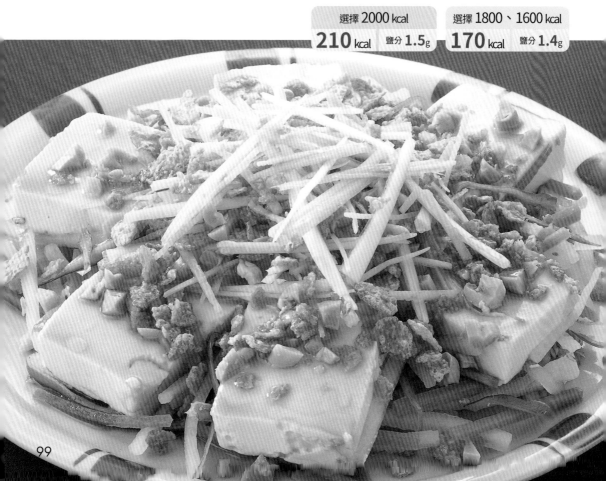

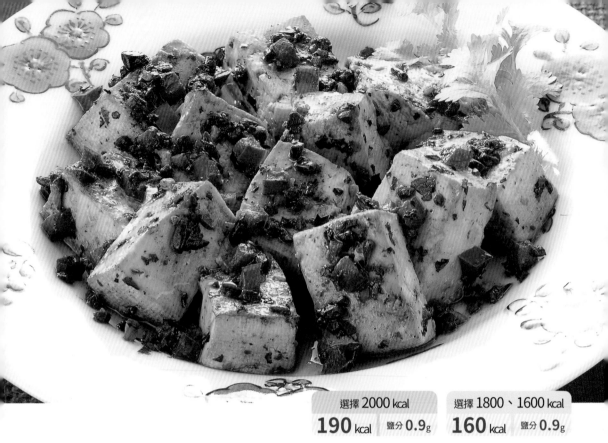

	選擇 2000 kcal	
190 kcal	鹽分 **0.9**g	

	選擇 1800、1600 kcal	
160 kcal	鹽分 **0.9**g	

滋味甘醇，風味獨特

豆豉炒豆腐

〈作法〉

❶ 將板豆腐用布巾包起來，放在砧板上，上頭壓放盤子等重物，靜置三十分鐘，待水分釋出之後切成厚一點五公分的豆腐塊。

❷ 將紅甜椒切成較小的丁狀。

❸ 將豆豉剁成粗末。

❹ 平底鍋熱好植物油，放入薑與③，以小火爆香之後加入①與②，轉大火拌炒。

❺ 將調好的 A 倒入④中，均勻拌炒，直到湯汁收乾為止。

❻ 將⑤盛入容器中，隨意附上香菜擺飾即可。

■ 材料（1人份）		2000 大卡	1800、1600 大卡
板豆腐		150g	130g
紅甜椒		¼個	¼個
薑（切碎末）		⅓小匙	⅓小匙
豆豉		½大匙	½大匙
A	鮮雞湯	2大匙	2大匙
	醬油	1小匙	1小匙
	砂糖	⅔小匙	⅔小匙
	日本清酒	½大匙	½大匙
植物油		1又½小匙	1小匙
香菜		少許	少許

※ 鮮雞湯是用少許粉狀鮮雞加 2 大匙熱水調製的湯底。

烹調筆記

豆豉是中國特有的調味料之一，是用蒸熟的大豆釀製而成的豆狀味噌，
擁有融合味噌與醬油香鹹的特有甘醇，切成粗末以油翻炒的話會散發出
一股獨特的風味，在大型超市以及百貨公司均有販售。

豆腐冰涼，醬汁溫熱

香酥小魚拌豆腐

〈作法〉

❶ 將番茄過熱水，剝皮之後切小塊。青蔥切蔥花。獅子椒切成五公釐的圈狀，醃蘿蔔切成碎末。

❷ 平底鍋不需鋪油，熱好鍋之後倒入吻仔魚乾，直接乾炒上色，直到酥脆為止。

❸ 將板豆腐盛入盤中，②與大致攪拌的①撒在上面。

❹ 將A倒入鍋，溫熱過後淋在③上即可。

■ 材料（1人份）	2000 大卡	1800、1600 大卡
板豆腐	150g	120g
吻仔魚乾	20g	20g
番茄	¼個	¼個
青蔥	1根	1根
獅子椒	2根	2根
醃蘿蔔	5g	5g
A　昆布高湯	1大匙	1大匙
A　醋	2小匙	2小匙
A　砂糖	⅓小匙	⅓小匙
A　香麻油	¾小匙	½小匙
A　豆瓣醬	⅓小匙	⅓小匙

重點在這裡！ 吻仔魚乾與醃蘿蔔中已經含有鹽分，所以調味時不需要再加鹽或醬油了。

選擇 2000 kcal		選擇 1800、1600 kcal	
190 kcal	鹽分 **1.4**g	**160** kcal	鹽分 **1.4**g

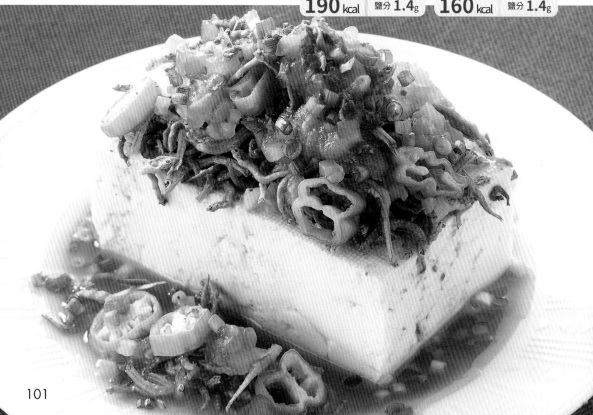

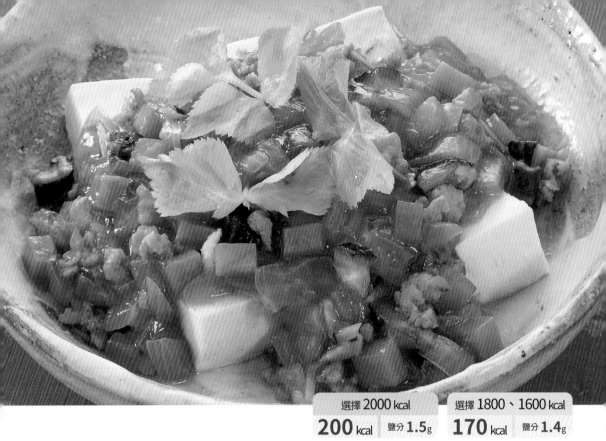

淋上豐盛菜羹湯，口感就像溫沙拉

青蔬燴豆腐

〈作法〉

❶ 將生香菇切除菇蒂，連同洋蔥與胡蘿蔔切成較小的丁狀。鴨兒芹切成一到二公分長。

❷ 平底鍋熱好植物油，加入雞絞肉，轉大火，用木勺炒散備用。

❸ 將 A 倒入鍋，以大火煮開後轉中火，放入①的生香菇、洋蔥、胡蘿蔔與②，蔬菜煮軟時先留下少許裝飾用的鴨兒芹，其餘的全部入鍋，淋上調好的 B 勾芡。

❹ 將板豆腐切成一到二公分厚的正方形，放入沸水中溫熱之後盛入容器中，淋上③的蔬菜羹，擺上留下的鴨兒芹裝飾即可。

■ 材料（1 人份）		2000 大卡	1800、1600 大卡
板豆腐		100g	80g
雞絞肉		30g	20g
洋蔥		¼個	¼個
胡蘿蔔		20g	20g
生香菇		½個	½個
鴨兒芹		2～3根	2～3根
A	昆布高湯	⅓杯	⅓杯
	醬油	½大匙	½大匙
	日本清酒	½小匙	½小匙
	砂糖	1 小匙	1 小匙
B	太白粉	1 小匙	1 小匙
	水	2 大匙	2 大匙
植物油		½小匙	½小匙

大豆營養豐盛，開胃容易消化

翠白湯豆腐

豆腐、大豆製品類料理

〈作法〉

❶ A 倒入小鍋中，加熱煮開，做成沾醬之後倒入醬油碟中。

❷ 將茼蒿去除根部，長度切半，大蔥切斜片。生香菇去除菇蒂之後在菇頂的正中央畫入三條切痕，雕花裝飾。板豆腐切成較大的豆腐塊。

❸ 將材料表中的水、用濕布巾將表面汙垢擦拭乾淨的昆布，以及板豆腐倒入陶鍋中，以大火煮開之後放入蔬菜，略為煮過。撈起溫熱的豆腐與煮熟的蔬菜，沾①享用即可。

■ 材料（1 人份）		2000 大卡	1800、1600 大卡
板豆腐		⅔塊(200g)	½塊(150g)
茼蒿		40g	40g
大蔥		40g	40g
生香菇		1 朵	1 朵
昆布		5 公分	5 公分
水		2 杯	2 杯
A	昆布高湯	½大匙	½大匙
	醬油	2 小匙	2 小匙
	味醂	½小匙	½小匙

選擇 2000 kcal		選擇 1800、1600 kcal	
190 kcal	鹽分 **2.0**g	**150** kcal	鹽分 **2.0**g

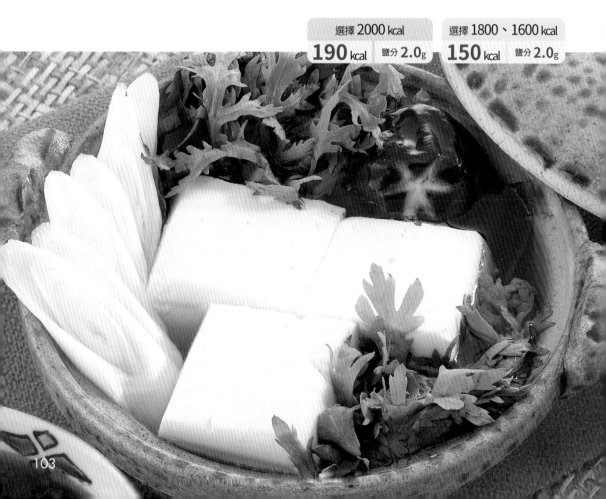

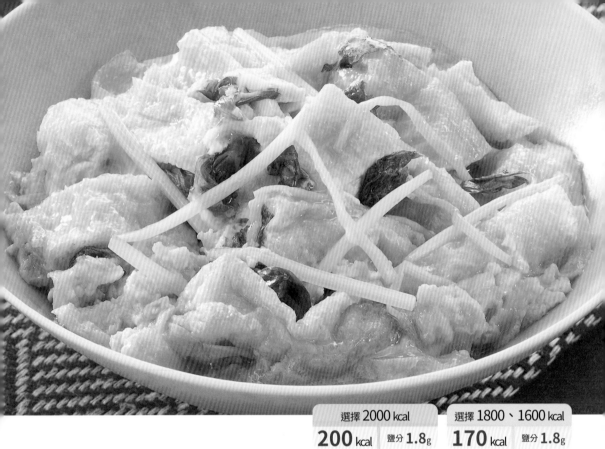

	選擇 2000 kcal		選擇 1800、1600 kcal	
	200 kcal	鹽分 **1.8**g	**170** kcal	鹽分 **1.8**g

蛋花不要太熟，滋味會更美妙

滑蛋油豆腐

〈作法〉

❶ 將油豆腐倒在濾網裡，淋上熱水去油之後先直切一半，再切成一公分寬的豆腐塊。

❷ 將鴨兒芹切段。

❸ 將蛋打入小碗盆中攪散。

❹ 將 A 倒入鍋，以大火煮開後放入①，轉小火，煮汁收至一半。

❺ 將②倒入④中，略為煮沸後淋上③，煮成半熟狀即可。

■ 材料（1 人份）		2000 大卡	1800、1600 大卡
蛋		60g（大顆 1 個）	50g（中顆 1 個）
油豆腐皮		25g	20g
鴨兒芹		20g	20g
A	昆布高湯	¼杯	¼杯
	薄口醬油	1 小匙	1 小匙
	日本清酒	½大匙	½大匙
	鹽	少許	少許

重點在這裡！ 蛋幾乎不含普林，是值得推薦的食材。

烹調筆記

在烹調油豆腐皮、油豆腐及油豆腐包等已經事先炸過的材料之前，都要先下鍋汆燙或者是淋上熱水去除表面上的油分，這就是去油。這麼做的話不僅可以消除油臭味、讓材料更容易入味，還能夠去除多餘的油，或多或少都能夠減少一些熱量。

蟹肉芙蓉蛋

蟹肉與蔬菜拌和，口感鬆軟的煎蛋

■ 材料（1 人份）		2000 大卡	1800、1600 大卡
蛋		60g（大顆 1 個）	50g（中顆 1 個）
蟹肉（水煮罐頭）		40g	30g
水煮竹筍		30g	30g
生香菇		1 朵	1 朵
大蔥		15g	15g
薑（切碎末）		1 小匙	1 小匙
豌豆仁（冷凍或罐頭）		½ 大匙	½ 大匙
A	雞骨高湯	¼ 杯	¼ 杯
	日本清酒	1 小匙	1 小匙
	砂糖	½ 小匙	½ 小匙
	醋	1 小匙	1 小匙
	醬油	1 小匙	1 小匙
B	太白粉	½ 小匙	½ 小匙
	水	1 大匙	1 大匙
植物油		¾ 小匙	½ 小匙

※ 鮮雞湯是用少許粉狀鮮雞晶加 ¼ 杯熱水調製的湯底。

〈作法〉

❶ 將蟹肉剔除軟骨之後撕絲，備用。

❷ 將水煮竹筍切絲，大蔥斜切薄片。生香菇去除菇蒂之後切成薄片。

❸ 將蛋打入碗盆，攪散之後加入①、②與薑，攪拌均勻。

❹ 平底鍋熱好植物油，一口氣倒入③。一邊塑整成圓形，一邊用中火將兩面煎成金黃色，起鍋入盤。

❺ 將A倒入鍋，煮開之後淋上調好的B勾芡，做成芡汁。此時倒入碗豆仁，略為煮過之後淋在④即可。

選擇 2000 kcal		選擇 1800、1600 kcal	
200 kcal	鹽分 **1.8**g	**170** kcal	鹽分 **1.7**g

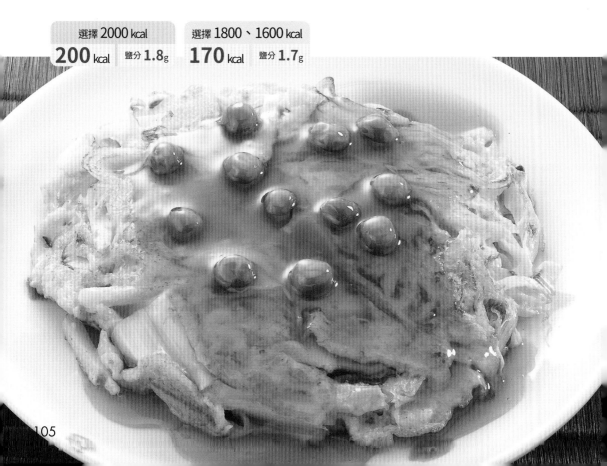

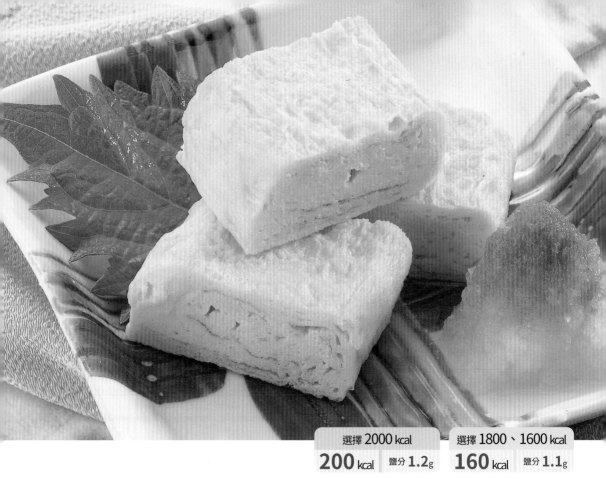

	選擇 2000 kcal		選擇 1800、1600 kcal	
	200 kcal	鹽分 **1.2**g	**160** kcal	鹽分 **1.1**g

可當下酒菜，更是熱門便當菜

日式高湯蛋捲

〈作法〉

❶ 將蛋打入碗盆中，均勻攪散之後加入A拌和。

❷ 煎蛋鍋鋪上一層薄薄的植物油，注入五分之一分量的①，迅速分布在整個鍋面上；待表面呈半熟狀時，從外側將蛋皮朝內捲起。捲完之後推向外側，在空白鍋面鋪上一層薄薄的植物油，剩下的蛋液注入四分之一，並用筷子將捲好的蛋皮推高，讓少許蛋液流至底下；煎至半熟時以捲好的蛋皮為芯，朝內折回。相同步驟重複三次，起鍋後分切成適口大小。

❸ 將綠紫蘇葉鋪放盤中，②盛放其上，附上蘿蔔泥，淋上醬油即可。

■ 材料（1人份）		2000 大卡	1800、1600 大卡
蛋		100g （中顆 2 個）	80g （中顆 1 又 ½ 個）
A	昆布高湯	1 大匙	1 大匙
	砂糖	1 小匙	1 小匙
	鹽	少許	少許
植物油		¾小匙	½小匙
蘿蔔泥		50g	50g
醬油		⅓小匙	⅓小匙
綠紫蘇		1 片	1 片

加了鱈魚，營養滿分

滑蛋辣炒鱈魚

〈作法〉

❶ 將生鱈魚切成一公分的塊狀。

❷ 將蛋打入碗盆攪散。

❸ 將蘿蔔芽去除根部之後長度切半。

❹ 平底鍋熱好植物油，倒入①，轉中火翻炒，撒上少許鹽與胡椒，煎上色之後淋上調好的A，均勻拌炒。

❺ 將②倒入④中，所有材料大幅翻攪，待蛋變成半熟狀時熄火。

❻ 將⑤盛入盤中，最後再撒上③即可。

■ 材料（1 人份）		2000 大卡	1800、1600 大卡
蛋		100g（大顆 1 個）	80g（中顆 1 個）
生鱈魚		70g	60g
A	昆布高湯	1 大匙	1 大匙
	砂糖	½ 小匙	½ 小匙
	豆瓣醬	⅓ 小匙	⅓ 小匙
鹽、胡椒		各少許	各少許
植物油		1 又 ¼ 小匙	¾ 小匙
蘿蔔芽		少許	少許

選擇 2000 kcal
200 kcal　鹽分 **1.3**g

選擇 1800、1600 kcal
160 kcal　鹽分 **1.3**g

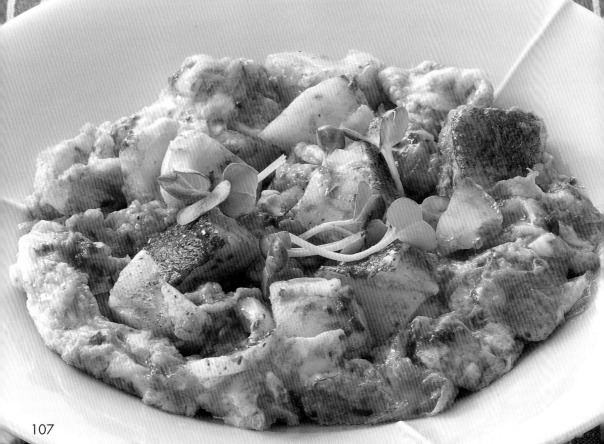

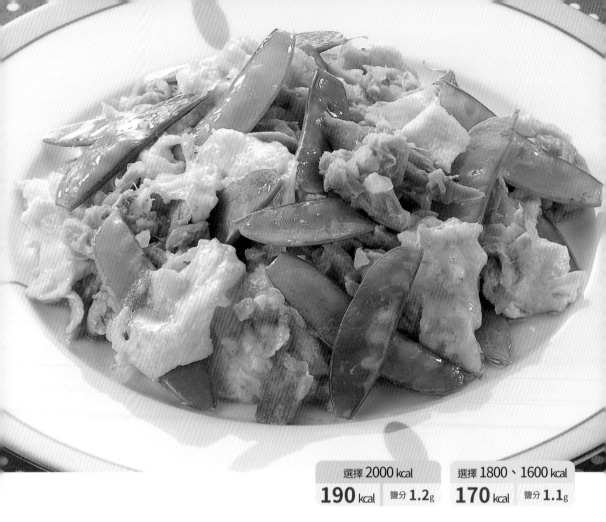

	選擇 2000 kcal		選擇 1800、1600 kcal	
	190 kcal	鹽分 **1.2**g	**170** kcal	鹽分 **1.1**g

快炒上桌的最佳早餐配菜

海底雞炒蛋

■ 材料（1 人份）	2000 大卡	1800、1600 大卡
蛋	100g （大顆 1 個）	80g （中顆 1 個）
鮪魚片（水煮罐頭）	80g	60g
豌豆莢	40g	40g
洋蔥（切碎末）	2 大匙	2 大匙
鹽、胡椒	各少許	各少許
奶油	1 小匙	1 小匙

〈作法〉

❶ 將豌豆莢去纖維備用。

❷ 將蛋打入碗盆攪散。

❸ 將奶油與洋蔥倒入平底鍋，以小火將洋蔥炒透。

❹ 將①放入③中，用中火炒軟之後加入鮪魚，略為拌炒，再撒上鹽與胡椒；淋上②，待蛋的表面開始凝固時大幅攪拌，熄火即可。

融入鮮蝦、蛤蜊與蔬菜甘醇滋味的煎蛋

地中海什錦煎蛋

〈作法〉

❶ 將青椒切成五公釐的丁狀。蘑菇切薄片，小番茄切圓片。

❷ 將蝦仁切粗末，蛤蜊倒入濾網中，用淡鹽水洗淨，瀝乾備用。

❸ 將蛋打入碗盆，攪散之後加入 A，攪拌均勻。

❹ 將橄欖油倒入較小的平底鍋中，熱好油之後倒入①與②，以中火輕炒。蛤蜊炒上色之後注入③，大致攪拌，蓋上鍋蓋，當表面凝固時轉小火，續煎三到四分鐘即可。

■ 材料（1 人份）		2000 大卡	1800、1600 大卡
蛋		100g（大顆 1 個）	80g（中顆 1 個）
蝦仁		20g	20g
蛤蜊肉		20g	20g
青椒		10g	10g
蘑菇（水煮罐頭）		2 朵	2 朵
小番茄		1 個	1 個
A	牛奶	1 又 1/3 大匙	1 又 1/3 大匙
	鹽、胡椒	各少許	各少許
	百里香、羅勒葉（乾燥）	各少許	各少許
橄欖油		1 又 1/2 小匙	1 小匙

建議
料理中只要添加香草植物或香辛料，就可以少放一些鹽。

選擇 2000 kcal
190 kcal　鹽分 **1.3** g

選擇 1800、1600 kcal
160 kcal　鹽分 **1.3** g

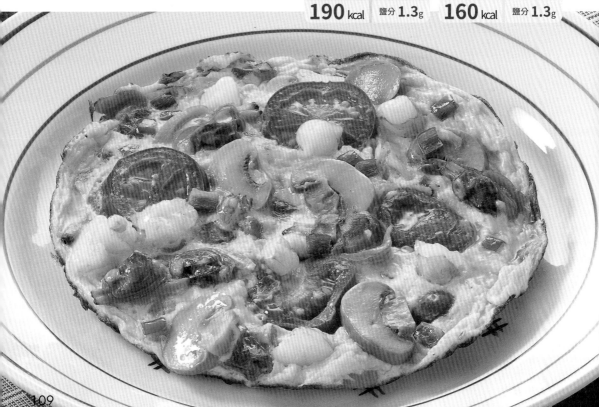

打上蛋花，配料口感更柔嫩

鴨兒芹竹輪炒蛋

材料（1人份）		2000 大卡	1800、1600 大卡
蛋		100g（大顆 1 個）	80g（中顆 1 個）
烤竹輪		40g	40g
鴨兒芹		1 把(50g)	1 把(50g)
鴻喜菇		30g	30g
A	昆布高湯	⅕杯	⅕杯
	醬油	1 小匙	1 小匙
	味醂	1 小匙	1 小匙
植物油		¾小匙	無

選擇 2000 kcal　**200** kcal　鹽分 **1.9** g

選擇 1800、1600 kcal　**160** kcal　鹽分 **1.9** g

〈作法〉

❶ 將烤竹輪直切成一半之後斜切成薄片。

❷ 將鴨兒芹切成三公分長。鴻喜菇去除菇蒂後剝成小朵。

❸ 將蛋打入碗盆中攪散。

❹ 選擇兩千大卡：先將植物油倒入鍋中，熱好油之後放入①與②的鴻喜菇，轉大火快炒；所有材料都沾上油時加入 A，鴻喜菇煮軟之後，趁煮汁還在沸騰時淋上③。選擇一千八百、一千六百大卡：將 A 倒入淺鍋中，煮開時放入①與②的鴻喜菇，轉中火；鴻喜菇煮軟時火候稍微調大，趁煮汁還在沸騰時淋上③。

❺ 將鴨兒芹撒在④上，轉中火並搖晃鍋子，以免蛋液沾在鍋底。蛋煮至半熟時蓋上鍋蓋，稍微燜過之後盛入容器即可。

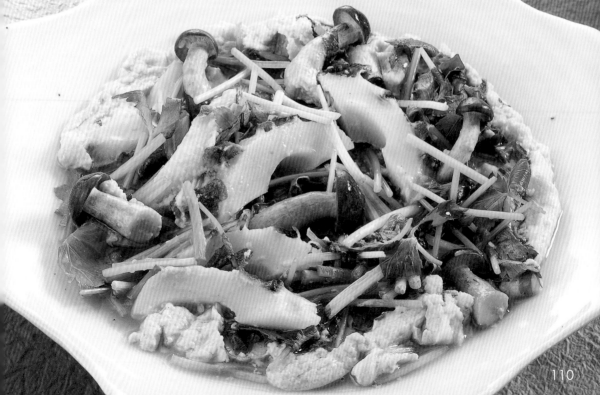

有效降低尿酸值！

熱量在60～70大卡，以蔬菜為主，能夠輕鬆排出尿酸的菜肴

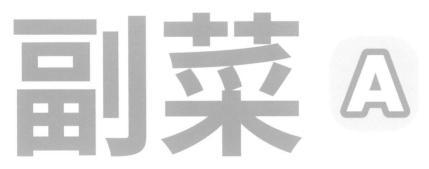

副菜 A

從副菜A組（112～140頁）中挑選一道菜吧！

● 每一道菜標示的熱量、鹽分等營養資料都是一人份。
● 材料的分量都是一人份。原則上除非特別指定，否則使用的都是
  淨重的分量（蔬菜的話是去除果蒂與皮，純粹可以食用的量）。
● 除非特別指定，否則使用的材料原則上都要先洗淨，蔬菜要先去
  皮處理。
● 使用的高湯是用昆布萃取的日式高湯。用柴魚及小魚乾萃取的高
  湯普林含量多，不建議使用。

每餐菜色的搭配方式　挑選a或b類型

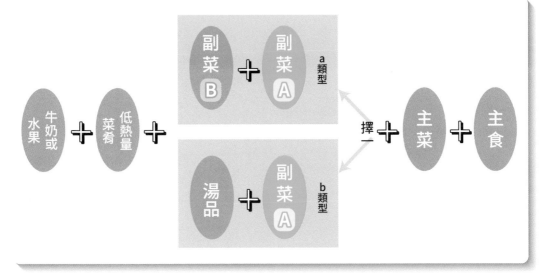

只要遵循這個架構挑選配菜，每天就能夠輕鬆地設計出營養均
衡，而且已計算好熱量（卡路里）的健康菜色。

脂肪熱量低的雞胸肉

芝麻醋拌雞絲黃瓜

70 kcal　鹽分 **0.6**g

■材料（1人份）
小黃瓜½條（50g）、雞胸肉1條（40g）、
鹽少許
A＜磨碎的白芝麻1小匙、醋2小匙、昆布高
湯1大匙、砂糖½小匙、鹽少許＞

〈作法〉
❶ 將小黃瓜切成圓薄片，放入碗盆中，
　 撒上少許鹽，變軟之後沖水洗淨，擰
　 乾水分。
❷ 在雞胸肉上劃出一條淺淺的刀痕，用
　 刀子剔除白筋之後，放入沸水中將其
　 煮至變白，冷卻之後撕細絲。
❸ 將A倒入碗盆，加入①與②拌和即可。

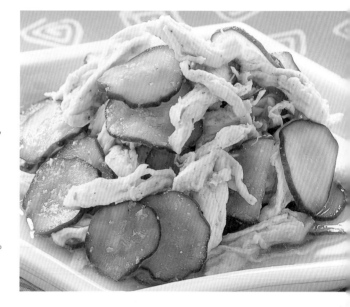

使用罐頭蛤蜊，省去吐沙時間

芥末醬油拌油菜蛤蜊

60 kcal　鹽分 **1.0**g

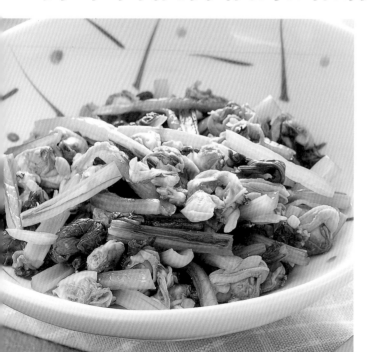

■材料（1人份）
油菜80g、蛤蜊（水煮罐頭）40g
A＜醬油⅔小匙、昆布高湯1小匙、芥末
醬少許＞

〈作法〉
❶ 將油菜放入沸水中燙軟，泡水冷
　 卻，擰乾之後切成3公分長。
❷ 將A倒入碗盆，調勻之後加入①
　 與瀝乾湯汁的蛤蜊肉，拌勻即可。

淋上辛辣醬汁的涼拌菜
韓式三色涼拌菜

70 kcal　鹽分 **1.1**g

■材料（1人份）
韭菜 40g、豆芽菜 40g、胡蘿蔔 10g
A ＜醬油、香麻油各 1 小匙、醋、砂糖各½小匙、
豆瓣醬少許、大蔥（切碎末）1 公分＞

〈作法〉
❶ 將韭菜放入沸水中燙軟，泡
水冷卻，擰乾之後切成 3 公
分長。
❷ 將豆芽菜摘除鬚根，胡蘿蔔
切成細絲；分別放入沸水中，
略為汆燙之後撈起冷卻。
❸ 將 A 倒入碗盆，調好之後分
成 3 等分，分別與①及②的
三種蔬菜拌和即可。

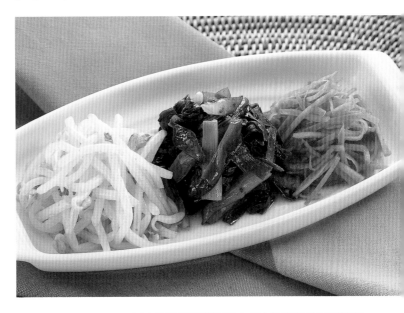

用來提味的大蒜與豆瓣醬
辣拌茼蒿豆芽菜

70 kcal　鹽分 **1.9**g

■材料（1人份）
茼蒿 30g、豆芽菜 60g
A ＜磨碎的白芝麻½大匙、味噌、醬油各 1 小
匙、砂糖⅓小匙、蒜泥、豆瓣醬各少許＞

〈作法〉
❶ 切除茼蒿較硬的根部，放入加了少
許鹽的沸水中燙軟，撈起冷卻，擰
乾之後切成 4～5 公分長。
❷ 將豆芽菜摘除鬚根，放入沸水中，
略為汆燙後撈起冷卻。
❸ 將 A 倒入碗盆，調好之後分成 2 等分，
分別與①及②拌和即可。

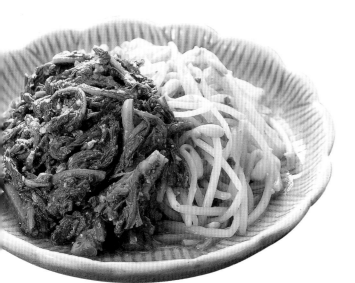

散發一股淡淡梅酸味的涼拌菜

鹹梅美乃滋香拌蘿蔔竹輪

70 kcal　鹽分 **2.1**g

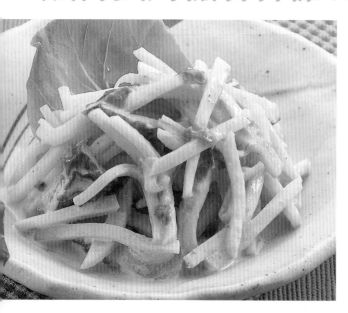

■材料（1人份）
蘿蔔 70g、竹輪小的 ½ 條（15g）、鹹梅果肉 ½ 個、鹽少許、沙拉菜 1 片
A＜美乃滋 1 小匙、醬油、味醂各 ⅓ 小匙、胡椒少許＞

〈作法〉

❶將蘿蔔切成 2～3 公釐寬、4 公分長的條狀，放入碗盆中，撒鹽使其變軟之後，擰乾備用。

❷將竹輪直切成薄片。

❸將鹹梅果肉均勻剁碎，倒入碗盆中與 A 攪拌之後，再與①及②拌和。

❹將沙拉菜鋪在容器中，盛入③即可。

芥末涼拌菜的美乃滋版本

美乃滋拌油菜花

70 kcal　鹽分 **0.4**g

■材料（1人份）
油菜花 60g
A＜美乃滋 ½ 大匙、芥末醬少許、醬油 ⅓ 小匙＞

〈作法〉

❶將油菜花切除根部，放入沸水中燙軟，撈起攤放冷卻，擰乾之後切成 3 公分或適口的長度。

❷將 A 倒入碗盆，調好之後與①拌和即可。

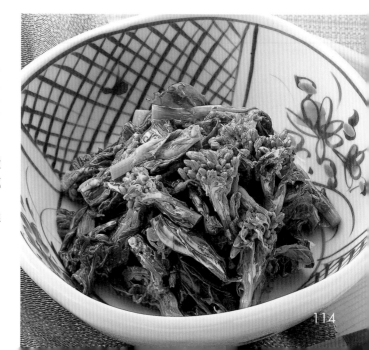

用低脂肪低熱量的墨魚做成的涼拌菜

芥末味噌拌韭菜墨魚

60 kcal　鹽分 **0.8**g

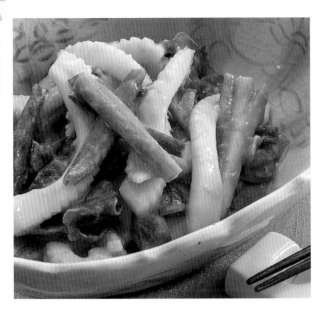

■材料（1人份）
韭菜½把 、墨魚（身體）30g
A＜白味噌、砂糖 1 小匙、醬油⅓小匙、芥末
粉⅓小匙加水調勻＞

〈作法〉
❶ 將韭菜放入沸水中燙軟，泡水冷卻，
　 擰乾之後切成 3 公分長。
❷ 將墨魚剝皮，其中一面劃上 3 公釐寬
　 的斜格紋之後切細絲；放入加了少許
　 鹽的沸水裡，燙至變色後撈起冷卻。
❸ 將 A 倒入碗盆，調好之後與①及②拌
　 勻即可。

加了黑芝麻的基本涼拌菜

芝麻拌菠菜

70 kcal　鹽分 **0.5**g

■材料（1人份）
菠菜 70g、炒過的黑芝麻 1 小匙
A＜磨碎的黑芝麻 2 又½小匙、
砂糖 1 小匙、薄口醬油½小匙＞

〈作法〉
❶ 將菠菜放入沸水中燙軟，泡水冷
　 卻，擰乾之後切成 3 公分長。
❷ 將 A 倒入碗盆，調好之後與①拌
　 和。
❸ 將②盛入容器，撒上炒芝麻即可。

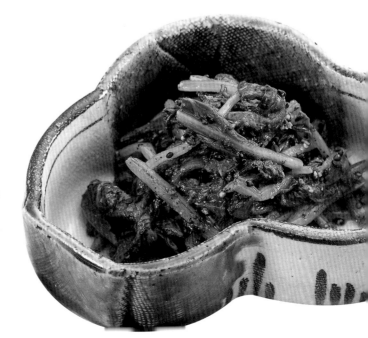

品嘗蒜薹的芳香與口感
墨魚炒蒜薹

70 kcal 　 鹽分 **0.7** g

■材料（1人份）
墨魚（身體）30g、蒜薹½
把（約40g）、醬油⅔小匙、
植物油½小匙

〈作法〉

❶ 將蒜薹切成3公分
長，放入沸水中略
為汆燙之後，撈起
瀝乾備用。

❷ 將墨魚剝皮，切成3
～4公分長的條狀。

❸ 平底鍋熱好植物油，
以大火拌炒①與②。
墨魚炒熟時淋上醬
油，熄火即可。

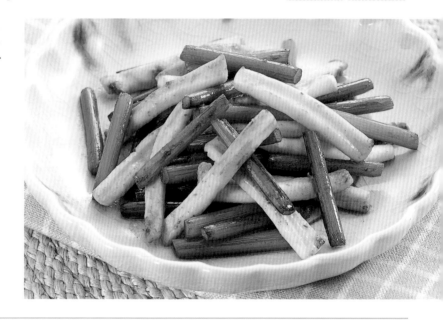

撲鼻而來的奶油香
奶油醬油香炒金針菇火腿

60 kcal 　 鹽分 **0.8** g

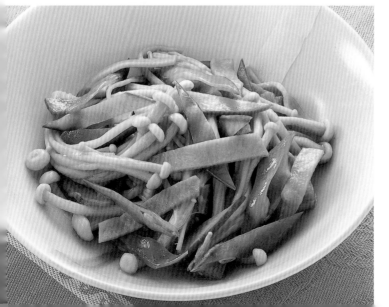

■材料（1人份）
金針菇½袋、里肌火腿1片、豌豆莢
3片、醬油½小匙、奶油1小匙

〈作法〉

❶ 將金針菇去除根部，切成適口
長度之後大致剝散。

❷ 將里肌火腿切成3～4公釐寬。

❸ 將豌豆莢去纖維，放入沸水中
略為汆燙，泡水冷卻之後切斜
絲。

❹ 將奶油放入平底鍋，小火加熱
融化後倒入①、②與③，轉中
火拌炒。金針菇炒軟之後，淋
上醬油調味即可。

副
菜

A

熱
炒
菜

清淡鹽味，適中爽口

豌豆莢炒鴻喜菇

60 kcal　鹽分 **0.5**g

■材料（1人份）
豌豆莢 40g、鴻喜菇½
包、鹽、胡椒各少許、
植物油 1 小匙

〈作法〉
❶將豌豆莢去纖維。
❷將鴻喜菇去除菇蒂
　後剝成小朵。
❸平底鍋熱好植物
　油，以大火快炒①
　與②；炒軟之後撒
　上鹽與胡椒，略為
　拌炒，熄火即可。

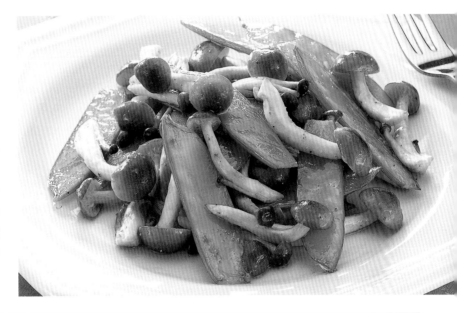

加了鯷魚，味道更香

鯷魚醬炒高麗菜

70 kcal　鹽分 **0.6**g

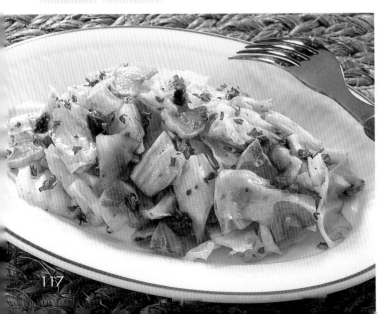

■材料（1人份）
高麗菜 80g、鯷魚（罐頭）1 片、
大蒜（切薄片）½瓣、鹽、胡椒各
少許、植物油½小匙、荷蘭芹（切
碎末）少許

〈作法〉
❶將高麗菜切成 3～4 公分的塊
　狀。
❷將鯷魚切成碎末。
❸植物油與大蒜倒入平底鍋，以
　小火爆香之後加入②，略為翻
　炒過後倒入①，轉大火快炒，
　高麗菜炒軟時撒上鹽與胡椒。
❹將③盛入容器，撒上荷蘭芹碎
　末即可。

大火快炒，迅速上桌
香蒜炒蘆筍

60 kcal　鹽分 **0.3**g

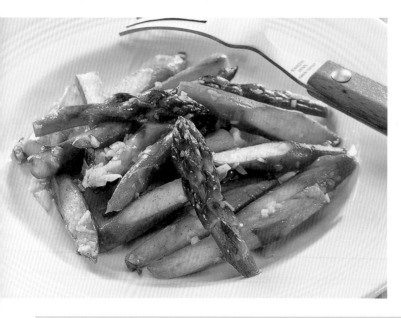

■材料（1人份）
綠蘆筍 3 根（60g）、大蒜 1 瓣、
鹽、胡椒各少許、植物油 1 小匙多

〈作法〉
❶將綠蘆筍纖維較硬的根部先
　切除，或者是把皮削下，之
　後再切斜段。
❷將大蒜切碎末。
❸植物油與②倒入平底鍋，以
　小火爆香之後加入①，大火
　快炒，撒上鹽與胡椒調味之
　後熄火即可。

增添櫻花蝦，滋味更甘甜
清炒油菜櫻花蝦

60 kcal　鹽分 **0.7**g

■材料（1人份）
油菜 70g、櫻花蝦乾 5g、香麻油約 1 小匙
A ＜醬油⅔小匙、日本清酒 1 小匙＞

〈作法〉
❶將油菜菜梗切成 3 ～ 4 公分長，菜
　葉切段。
❷熱好平底鍋，倒入香麻油，先以大
　火快炒①的菜梗，炒軟之後再與菜
　葉以及櫻花蝦拌炒。
❸所有材料都炒熟之後加入 A，調好
　味道，熄火即可。

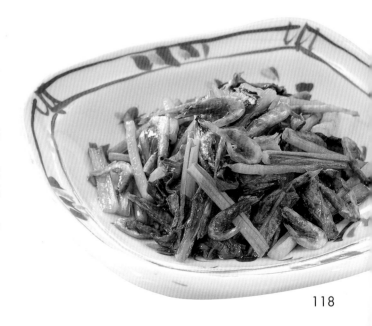

補充維他命與礦物質時的最佳選擇

炒什蔬

70 kcal　鹽分 **1.4**g

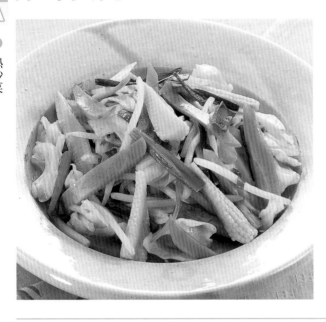

■材料（1人份）
高麗菜 1 片 、豆芽菜、胡蘿蔔、洋蔥各 20g 、
玉米筍 2 條 、韭菜 4 根 、植物油約 1 小匙
A＜鹽、胡椒各少許、醬油 1 小匙＞

〈作法〉
❶將高麗菜切塊，豆芽菜摘除鬚根。
❷將胡蘿蔔斜切薄片之後再切成 7 ～ 8
　公釐寬。
❸將洋蔥切薄片，韭菜切成 3 ～ 4 公分
　長。
❹將玉米筍直切一半之後再將長度斜切
　一半。
❺平底鍋熱好植物油，倒入①、②、③
　及④，以大火將蔬菜炒軟時加入 A，
　調好味道，熄火即可。

滋味淡薄的櫛瓜搖身變成垂涎美食

香煎櫛瓜

60 kcal　鹽分 **1.0**g

■材料（1人份）
櫛瓜小型 1 條（160g）、大蒜（切碎末）¼
瓣、鹽⅕小匙、胡椒少許、橄欖油 1 小匙、
紅甜椒粉（辛香料粉）少許

〈作法〉
❶將櫛瓜兩端稍微切落，帶皮切成
　5 ～ 6 公釐厚的圓片。
❷將橄欖油與大蒜倒入平底鍋，以
　小火慢慢爆香之後加入①，轉中
　火，將兩面煎成金黃色，撒上鹽
　與胡椒調味。
❸將②盛入容器，撒上紅甜椒粉，
　增添香味。

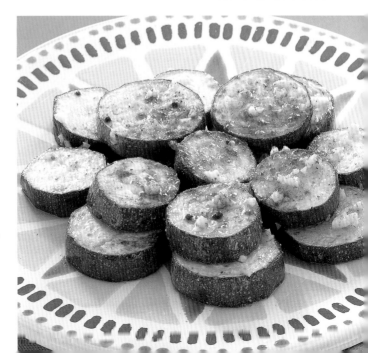

不需任何調味料，低鹽健康又美味
高菜漬炒小魚乾

60 kcal　鹽分 **1.1**g

■材料（1人份）
高菜漬（醃芥菜）30g、吻仔魚乾½大匙
胡蘿蔔 30g、紅辣椒（切小段）½根
日本清酒 1 小匙、植物油約 1 小匙

〈作法〉
❶將高菜漬沖水去鹽之後切段，擰乾
　備用。
❷將胡蘿蔔切絲。
❸熱好平底鍋，倒入植物油，以中火
　拌炒吻仔魚乾及紅辣椒。炒出香味
　之後加入①與②拌炒。
❹將③的紅蘿蔔炒軟之後淋上日本清
　酒，略為翻攪，熄火即可。

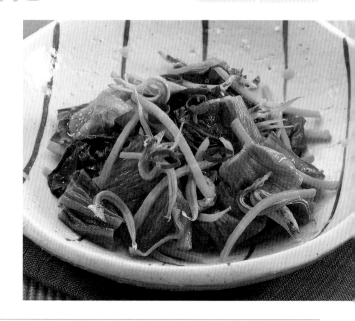

華人的家常菜
蠔油青江菜

70 kcal　鹽分 **1.1**g

■材料（1人份）
青江菜 1 株、大蔥 20g、薑 5g、大蒜½瓣
蠔油醬、香麻油各 1 小匙、醬油½小匙

〈作法〉
❶將青江菜切成 3 ～ 4 公分長，菜梗
　與菜葉分開。
❷將大蔥、薑與大蒜分別切成碎末。
❸熱好平底鍋，倒入香麻油，以小火
　將②爆香之後，依序放入①的菜梗
　與菜葉，大火快炒。
❹將青江菜炒軟時淋上蠔油醬，略為
　翻炒，熄火即可。

鹹鹹甜甜，適合下飯

味噌炒紫茄青椒

70 kcal　　鹽分 **1.1**g

■材料（1人份）
茄子 50g、青椒¼個、洋蔥 10g、植物油約 1
小匙
A＜味噌、日本清酒各 1 小匙、砂糖⅔小匙、
昆布高湯 1 大匙、醬油、薑汁各½小匙＞

〈作法〉
❶將茄子帶皮切成 1 公分厚的圓片，擦
乾後備用。
❷將青椒滾刀切成適口大小，洋蔥切成
薄片。
❸將 A 倒入碗盆中，調勻備用。
❹平底鍋熱好植物油，大火炒①；茄子
稍微炒軟時加入②拌炒，接著再淋上
③，迅速翻炒，所有材料都沾上醬汁
之後，熄火即可。

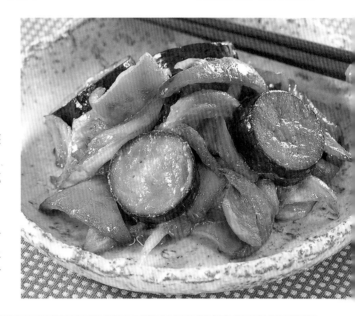

使用各種香味蔬菜的美食

香炒茄子

60 kcal　　鹽分 **1.2**g

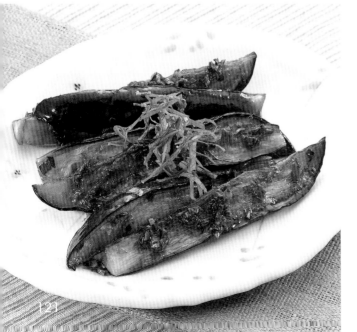

■材料（1人份）
茄子 1 條、植物油 1 小匙、綠紫蘇葉 1 片
A＜大蔥（切碎末）1 小匙、薑、大蒜（切碎
末）各½小匙＞
B＜醬油 1 小匙、鹽少許＞

〈作法〉
❶將茄子切除果蒂之後，帶皮直切成 6
等分。
❷植物油與 A 倒入平底鍋，以小火爆
香；轉中火，翻炒①，蓋上鍋蓋，
再轉小火燜蒸。
❸將茄子蒸軟時轉大火，以 B 調味。
❹將③盛入容器，撒上切絲的綠紫蘇
即可。

青椒炒小魚乾

60 kcal　鹽分 **0.8**g

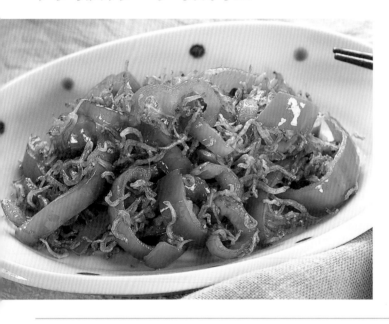

■材料（1人份）
青椒1又 ½個 、吻仔魚乾1大匙 、
醬油½小匙 、植物油1小匙

〈作法〉
❶將青椒直切成一半，去除果蒂
　與籽之後橫切成細絲。
❷將吻仔魚乾倒入濾網中，淋上
　熱水之後瀝乾。
❸熱好平底鍋，倒入植物油，以
　大火快炒①；待青椒顏色變得
　更翠綠時加入②拌炒，淋上醬
　油，迅速拌和，熄火即可。

輕鬆上桌的迷人美食

蒜炒菠菜

60 kcal　鹽分 **0.6**g

■材料（1人份）
菠菜90g 、大蒜1瓣 、鹽、胡椒各少許 、
奶油1小匙

〈作法〉
❶將菠菜放入沸水中稍微燙軟，泡水
　之後撈乾，切成3～4公分長，菜
　梗與菜葉分開備用。
❷將大蒜切成薄片。
❸將奶油與②放入平底鍋，以小火爆
　香之後依序倒入菜梗與菜葉，轉中
　火，略為翻炒，撒上鹽與胡椒調味
　之後，熄火即可。

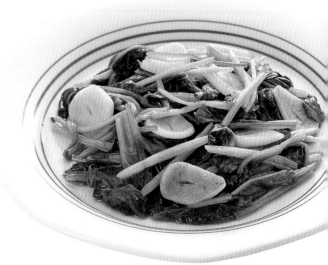

萵苣不要炒太熟正是美味訣竅

萵苣炒蟹肉

70 kcal　　鹽分 **0.7** g

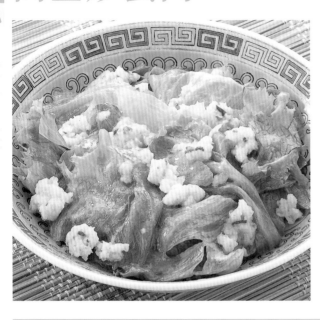

■材料（1人份）
萵苣葉 70g 、蟹肉（罐頭）15g、植物油約 1
小匙
A ＜鹽少許、砂糖⅔小匙、日本清酒 1 小匙＞
B ＜太白粉⅔小匙、水 2 小匙＞

〈作法〉
❶將萵苣葉撕成適口大小。
❷將 A 倒入小碗盆中，調勻備用。
❸平底鍋熱好植物油，倒入瀝乾湯汁的
　蟹肉，大火快炒，加入①之後迅速拌
　炒。
❹將萵苣葉稍微炒軟時加入②調味，淋
　上調好的 B，勾芡之後熄火即可。

色香味俱全的水煮蛋

雙花菜溫沙拉

70 kcal　　鹽分 **0.6** g

■材料（1人份）
花椰菜 50g 、青花菜 30g 、水煮蛋（切碎
末）10g
A ＜醋 1 小匙、鹽、胡椒各少許、洋蔥泥 1
小匙、芥末籽醬⅓小匙、植物油½小匙＞

〈作法〉
❶將 A 的材料倒入碗盆中，攪拌均
　勻，調成醬汁。
❷將花椰菜與青花菜切成小朵，分別
　下鍋燙至適當軟硬度之後，撈起瀝
　乾，趁熱盛入容器。
❸將水煮蛋撒在②上，淋上①即可。

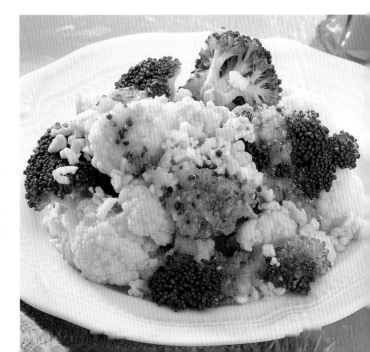

只用美乃滋，味道更清爽
胡瓜扇貝沙拉

60 kcal　鹽分 **0.4**g

■材料（1人份）
小黃瓜½條 、扇貝（水煮罐頭）30g 、美乃滋1小匙 、荷蘭芹少許

〈作法〉
❶ 將小黃瓜切成2～3公釐厚的扇形。
❷ 將扇貝瀝乾湯汁，撕成粗絲。
❸ 將①與②倒入碗盆中，加入美乃滋，攪拌均勻。
❹ 將③盛入容器，附上荷蘭芹即可。

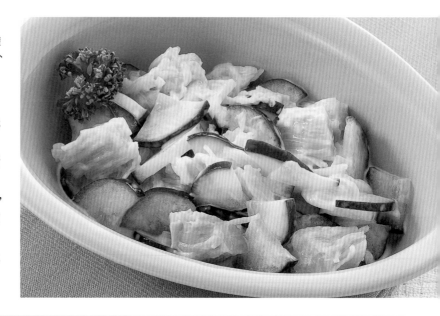

加了芥末籽醬的美乃滋味道更出色
蘆筍沙拉

60 kcal　鹽分 **0.2**g

■材料（1人份）
綠蘆筍60g 、美乃滋½大匙 、芥末籽醬⅓小匙

〈作法〉
❶ 將綠蘆筍切除較硬的根部並且削除老皮，長度切成3等分。
❷ 將①放入沸水中，燙軟之後撈起冷卻，瀝乾。
❸ 將美乃滋與芥末籽醬倒入碗盆中，攪拌均勻。
❹ 將②盛入容器中，淋上③即可。

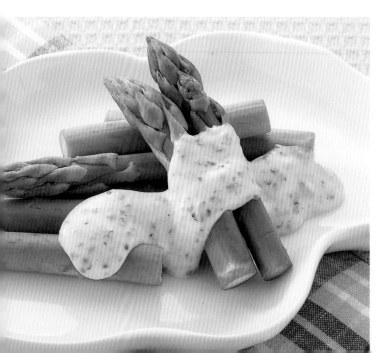

沙拉的基本口味
青蔬沙拉

60 kcal　鹽分 **0.5**g

■材料（1人份）
萵苣葉 2 片 、水芹 20g 、小黃瓜 ⅓
條、青椒 ¼ 個
A＜醋 ½ 大匙、鹽、胡椒各少許、橄
欖油 1 小匙多＞

〈作法〉
❶ 將萵苣葉撕成適口大小，水
芹摘下葉梢，一起浸泡在冷
水中，讓口感變得清脆之後
瀝乾。
❷ 將小黃瓜切成 3 公釐厚的圓
片，青椒切成 2 ～ 3 公釐寬
的圓片。
❸ 將①與②大致混合，盛入容
器之後，淋上調好的 A 即可。

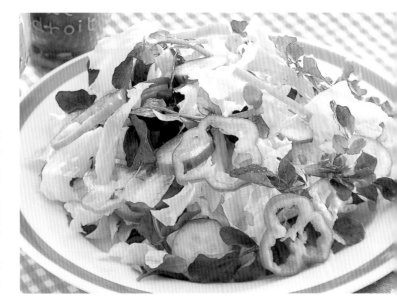

品嘗營養豐盛的高麗菜
涼拌高麗菜沙拉

70 kcal　鹽分 **0.6**g

■材料（1人份）
高麗菜葉 1 片 、小黃瓜 20g 、胡
蘿蔔 15g、玉米粒（罐頭或冷凍）
10g、美乃滋 ½ 大匙 、鹽、胡椒各
少許

〈作法〉
❶ 將高麗菜、小黃瓜與胡蘿蔔
切絲。
❷ 將①倒入碗盆，撒上鹽揉和
之後，擰乾水分。
❸ 將玉米粒倒入濾網中，瀝乾
備用。
❹ 將②與③倒入碗盆，與美乃
滋拌和之後，撒上黑胡椒調
味即可。

膳食纖維豐富的營養美食
牛蒡沙拉

70 kcal　鹽分 **1.5**g

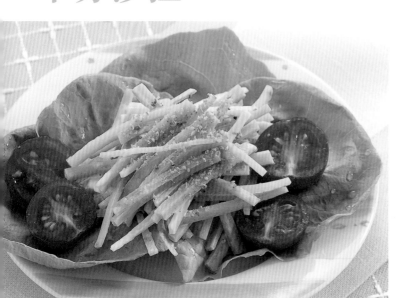

■材料（1人份）
牛蒡 40g、磨碎的白芝麻少許、沙拉菜 3 片、小番茄 2 個
A＜美乃滋、醬油各 1 小匙、芥末醬、鹽各少許＞

〈作法〉
❶將牛蒡切絲，泡水去澀之後，倒入沸水中汆燙 1～2 分鐘，撈起瀝乾備用。
❷將 A 倒入碗盆，調勻之後放入①拌和。
❸將沙拉菜鋪在容器中，盛入②，撒上磨碎的芝麻，附上直切一半的小番茄。

搭配芝麻沙拉淋醬，細細品嘗
綜合菜絲沙拉

70 kcal　鹽分 **1.4**g

■材料（1人份）
馬鈴薯、高麗菜、紫高麗菜各 20g、西洋芹 15g、綠紫蘇葉 1 片
A＜醋、醬油、橄欖油各 1 小匙、砂糖 ⅓ 小匙、鹽、磨碎的芝麻各少許＞

〈作法〉
❶將所有蔬菜切細絲，泡水讓口感變得清脆之後，瀝乾備用。
❷將 A 倒入小碗盆中，混合調成沙拉淋醬。
❸將①大致混合，盛入容器，淋上②即可。

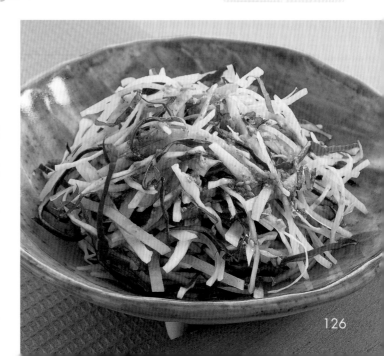

126

利用冰箱的蔬菜，兩三下就可以端上桌

鮪魚沙拉

70 kcal　鹽分 **0.7** g

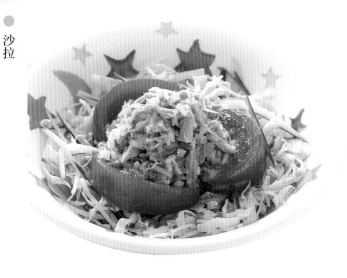

■材料（1人份）
鮪魚（水煮罐頭）、番茄 30g、高麗菜
40g、小黃瓜 ¼ 根、洋蔥 15g、荷蘭芹
（切碎末）1 小匙
A＜醋 1 小匙、高湯 2 小匙、鹽、胡椒
各少許、植物油 ½ 小匙＞

※ 高湯是用少許大骨高湯粉加 2 小匙熱
水調製的湯底。

〈作法〉
❶ 將高麗菜與小黃瓜分別切成絲。
❷ 將番茄切成月牙形，洋蔥切成
　 碎末後泡水，擰乾。
❸ 將洋蔥與荷蘭芹倒入鮪魚中，
　 混合攪拌。
❹ 將①鋪在容器中，放入番茄，
　 盛入③，淋上調好的 A 即可。

搭配豆腐的營養沙拉

健康豆腐沙拉

70 kcal　鹽分 **0.2** g

■材料（1人份）
嫩豆腐 40g、小黃瓜 10g、廣東萵苣
20g、玉米粒（罐頭或冷凍）15g、法
式沙拉淋醬（市售品）½ 大匙

〈作法〉
❶ 將嫩豆腐放入耐熱盤中，蓋上一
　 層保鮮膜，微波加熱 1～2 分鐘，
　 使其釋出多餘的水分之後切成 2
　 公分的豆腐丁。
❷ 將小黃瓜切成 5 公釐厚的扇形。
❸ 將廣東萵苣撕成適口大小，泡水
　 讓口感變得更清脆。
❹ 將①、②及瀝乾的③倒入碗盆中，
　 加入玉米粒略為拌和，盛入容器，
　 最後再淋上沙拉淋醬即可。

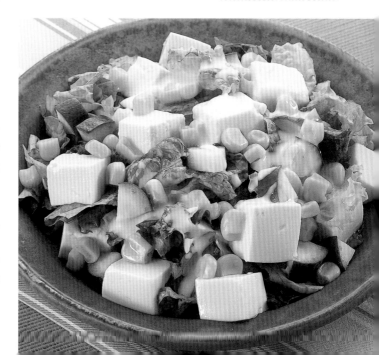

香鹹的吻仔魚乾成了亮點

番茄小黃瓜和風沙拉

60 kcal　鹽分 **1.4**g

■材料（1人份）
番茄 150g、吻仔魚乾 8g、小黃瓜 50g
A＜和風沙拉淋醬（市售品）1大匙、黑胡椒少許＞

〈作法〉
❶ 將番茄切適口大小，小黃瓜切成薄片。
❷ 將①與吻仔魚乾混合，與A拌和即可。

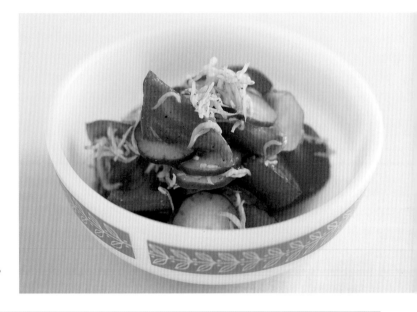

建議
吻仔魚乾的分量要稍微控制，即使不加一樣可口美味。

豐盛營養的膳食纖維

豆仁沙拉

70 kcal　鹽分 **1.0**g

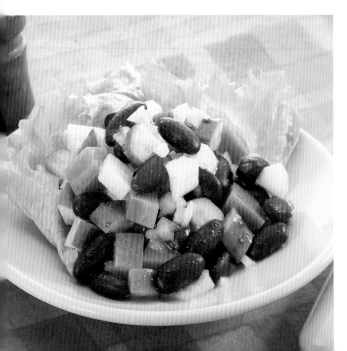

■材料（1人份）
金時豆（水煮罐頭）、胡蘿蔔各 20g、西洋芹、小黃瓜、洋蔥各 15g、萵苣葉 1 片
A＜醋 1 小匙、鹽⅕小匙、胡椒少許、橄欖油½小匙＞

〈作法〉
❶ 將胡蘿蔔切丁成配合金時豆的大小，倒入沸水中稍微煮軟，瀝乾備用。
❷ 將西洋芹與小黃瓜也切成與金時豆相同大小的丁狀。
❸ 將洋蔥切碎末，泡水之後倒在廚房紙巾上擰乾。
❹ 將 A 倒入碗盆中，攪拌均勻；倒入①、②、③及瀝乾的金時豆，混合攪拌。
❺ 將萵苣葉鋪在容器中，盛入④即可。

滋味絕配的組合

菠菜培根沙拉

60 kcal　鹽分 **0.6**g

■材料（1人份）
沙拉菠菜葉 40g、培根 5g、黃甜椒 20g
A＜醋、橄欖油各 1 小匙、鹽、胡椒各少許＞

〈作法〉
❶ 將菠菜切除根部，泡水讓口感變得更清脆，瀝乾之後撕成適口大小。黃甜椒切小塊。
❷ 將培根切成 6 ～ 7 公釐寬，倒入平底鍋中，不需鋪油，以小火炒至酥脆。
❸ ①與②大致混合，盛入容器，淋上調勻的 A 即可。

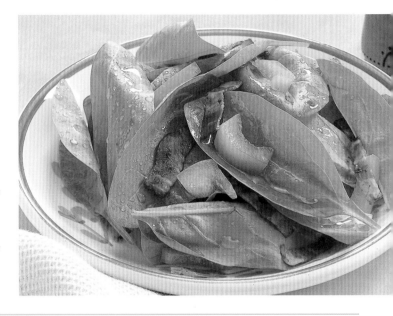

鮮豔亮麗的醃泡菜

醃漬花椰菜

70 kcal　鹽分 **0.8**g

■材料（1人份）
花椰菜 50g 、胡蘿蔔 10g 、紅甜椒 5g 、里肌火腿½片
A＜醋½大匙、鹽、黑胡椒各少許、橄欖油約 1 小匙＞

〈作法〉
❶ 將花椰菜切小朵，胡蘿蔔切成半月形薄片，分別倒入沸水中燙至喜歡的軟硬度，瀝乾備用。
❷ 將紅甜椒切成粗末。
❸ 將里肌火腿切成較小的三角形片。
❹ 將 A 倒入碗盆，攪拌均勻之後倒入①、②與③，整個攪拌，放置一段時間，使其入味即可。

香麻油是美味的關鍵
中式胡瓜醋章魚

60 kcal　　鹽分 **1.0**g

■材料（1人份）
小黃瓜 40g、水煮章魚爪 15g
A＜醋 2 小匙、砂糖⅔小匙、醬油、
香麻油各約 1 小匙＞

〈作法〉
❶將小黃瓜從邊端密集劃入刀
　痕，但是不要整個切斷；之
　後再分切成 4 ～ 5 塊。
❷將水煮章魚爪切成薄片。
❸將 A 倒入碗盆，攪拌均勻
　之後倒入①與②攪拌，放置
　一段時間，使其入味即可。

熟悉的中式醋拌菜
醋拌冬粉火腿絲

70 kcal　　鹽分 **1.0**g

■材料（1人份）
冬粉（乾燥）10g、里肌火腿½片 、
小黃瓜 20g
A＜醋½大匙、昆布高湯 1 小匙、砂糖
⅔小匙、鹽少許＞

〈作法〉
❶將冬粉浸泡在熱水裡，泡軟之後
　撈起；浸冷水，瀝乾之後切成適
　口長度。
❷將里肌火腿與小黃瓜分別切絲。
❸將 A 倒入碗盆，攪拌均勻；加
　入①與②，攪拌之後盛入容器即
　可。

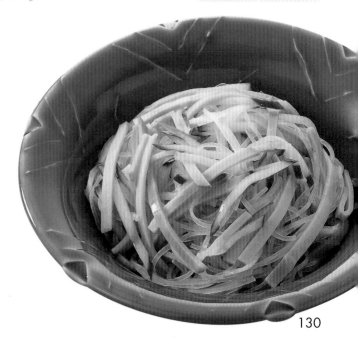

美味的重點在於趁熱醃漬

日式醃泡烤蘆筍

60kcal　鹽分 **1.1**g

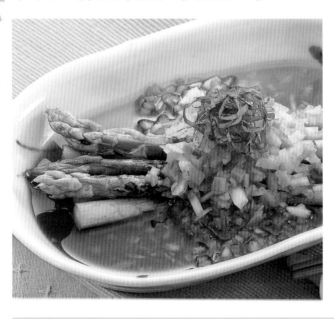

■材料（1人份）
綠蘆筍 3 根 、洋蔥（切碎末）2 大匙 、胡蘿蔔（切碎末）1 大匙 、綠紫蘇葉 1 片
A＜昆布高湯 1 又 ⅓ 大匙、醬油 ⅔ 小匙、醋、檸檬汁、橄欖油各約 1 小匙、鹽、胡椒各少許＞

〈作法〉
❶將綠蘆筍根部較硬的部分削皮備用。
❷熱好烤網之後將①放在上面，開中火，一邊不時滾動，一邊將其烤上色之後，再將長度切成 2 ～ 3 等分。
❸將 A、洋蔥與胡蘿蔔倒入碗盆中，②趁熱放入其中，醃漬 1 小時備用。
❹將③連同湯汁盛入容器中，擺上切絲的綠紫蘇即可。

盡享春天風味

款冬燉蛤蜊

60kcal　鹽分 **1.5**g

■材料（1人份）
蛤蜊肉（水煮罐頭）30g 、款冬 80g 、薑½片
A＜昆布高湯½杯、淡口醬油、味醂各½小匙、鹽少許、日本清酒 1 小匙＞

〈作法〉
❶將款冬撒上少許鹽，置於砧板上滾動數次之後，放入沸水中汆燙 1 ～ 2 分鐘，泡水去澀。
❷剝除①的外皮與纖維，瀝乾後切成 3 公分長。
❸將薑切成絲。
❹將 A 倒入鍋，煮開後倒入②、③與蛤蜊，以中火略為煮過即可。

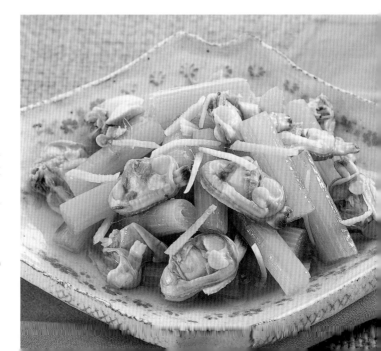

烹調簡單、輕鬆上桌的熱門菜肴

柴魚香滷金針菇蒟蒻

60 kcal　鹽分 **0.9**g

■材料（1人份）
金針菇 40g、黑蒟蒻塊 60g、植物油 1 小匙、
四季豆 1 根
A ＜醬油 1 小匙、辣椒粉、柴魚片各少許＞

〈作法〉
❶ 將蒟蒻塊表面劃上淺淺的格子紋，切成 5
公釐厚的塊狀之後，放入沸水裡煮 1 ～ 2
分鐘，瀝乾備用。
❷ 將金針菇去除根部，切成 3 公分長之後剝散。
❸ 熱好平底鍋，倒入植物油，放入①與②之
後以中火拌炒；金針菇炒軟時加入 A，一
邊翻炒，一邊熬煮收汁。
❹ 將③盛入容器，附上燙熟切斜段的四季豆
即可。

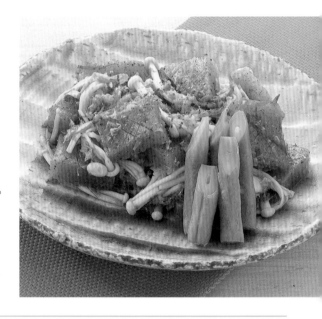

香滑柔嫩，入口即溶

蝦仁燴冬瓜

70 kcal　鹽分 **1.7**g

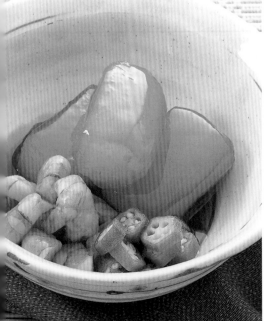

■材料（1人份）
芝蝦（蝦仁）30g、冬瓜 70g、秋葵 1 根
A ＜昆布高湯¾杯、醬油、日本清酒、砂糖 1 各小匙、鹽少許＞
B ＜太白粉⅔小匙、水 1 大匙＞

〈作法〉
❶ 將冬瓜去籽與棉絮，切適口大小，削皮之後邊角刮
圓（切口邊緣薄薄削去一層，以免燉煮的時候冬瓜
煮糊）。
❷ 將芝蝦剔除泥腸之後切成 2 ～ 3 塊。
❸ 將 A 與①倒入鍋，大火加熱煮沸時轉文火，將冬瓜
燉透。
❹ 將②倒入③中，略為煮過，淋上調好的 B 勾芡。
❺ 將秋葵撒上少許鹽，用手搓落表面的絨毛，放入沸
水中燙軟之後切小段。
❻ 將④盛入容器中，附上⑤即可。

連同營養成分豐富的菜葉一起滷

大頭菜香滷油豆腐

70 kcal　鹽分 **1.3**g

■材料（1人份）
大頭菜（帶葉）40g、油豆腐 30g
A＜昆布高湯 ½ 杯、醬油 1 小匙、味醂 ½
小匙、鹽少許＞

〈作法〉
❶將大頭菜留下 2 公分的菜梗之後切
　成 4 等分。菜葉切成 3 公分長，放
　入加了少許鹽的沸水裡略為汆燙，
　撈乾備用。
❷將油豆腐切 2 公分的塊狀，淋上沸
　水去油。
❸將 A 倒入鍋，煮沸後放入①的大頭
　菜與②，蓋上內蓋，轉中火，熬煮收
　汁，直到剩下少許湯汁為止。最後再
　加入①的大頭菜葉略為煮過即可。

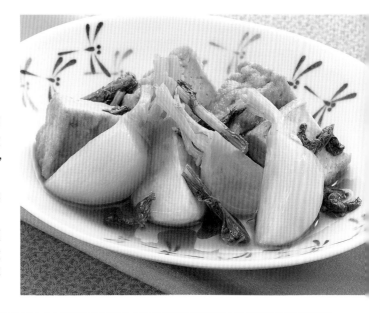

蓬鬆柔軟的滷菜

滷南瓜

70 kcal　鹽分 **0.5**g

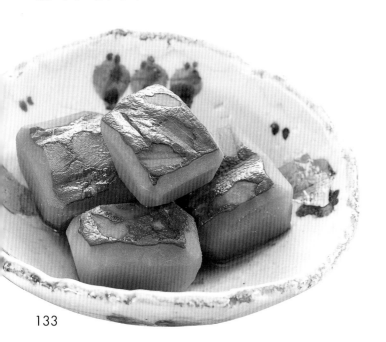

■材料（1人份）
南瓜 60g
A＜昆布高湯 ½ 杯、醬油 ½ 小匙、砂
糖 ⅔ 小匙、味醂 ⅓ 小匙＞

〈作法〉
❶將南瓜去除籽與果絮，切適口
　大小，邊角刮圓（切口邊緣薄
　薄削去一層）。
❷將 A 倒入鍋，煮開後①的果皮
　朝下攤放鍋中。蓋上內蓋，火
　候調在南瓜不會滾動的大小，
　滷煮至竹籤可以輕鬆刺入即
　可。

滋味清淡，香潤甘醇
香滷蘿蔔絲乾

70 kcal　鹽分 **1.1**g

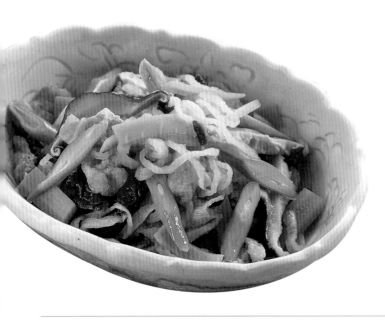

■材料（1人份）
蘿蔔絲乾（乾燥）8g、油豆腐皮⅕片、
胡蘿蔔 15g、乾香菇¼朵、四季豆 1 根
A＜昆布高湯¾杯、砂糖½小匙、味
醂⅓小匙、醬油 1 小匙＞

〈作法〉
❶將蘿蔔絲乾浸溫水泡軟。
❷將乾香菇浸水泡軟後切薄片。
　胡蘿蔔切長條。
❸將油豆腐倒在濾網裡，淋上熱
　水去油之後切細絲
❹將四季豆去纖維後切斜段。
❺將 A 倒入鍋，煮開後放入①、
　②與③，煮 10 分鐘後加入④，
　略為煮過即可。

炒過之後收汁即可的簡單菜肴
辣炒牛蒡絲

70 kcal　鹽分 **0.9**g

■材料（1人份）
牛蒡 30g、胡蘿蔔 20g、紅辣椒（切小段）
少許、植物油½小匙、炒過的白芝麻¼小匙
A＜醬油、砂糖、日本清酒各 1 小匙＞

〈作法〉
❶將牛蒡切成 4 公分長的菜絲之後
　泡水，瀝乾備用。
❷將胡蘿蔔切成和牛蒡一樣長的菜
　絲。
❸鍋子熱好植物油，以大火翻炒①
　與紅辣椒，牛蒡沾上油之後加入
　②，略為拌炒。
❹A 倒入鍋攪拌，煮沸後轉小火，
　拌炒收汁。
❺④盛入容器，撒上炒芝麻即可。

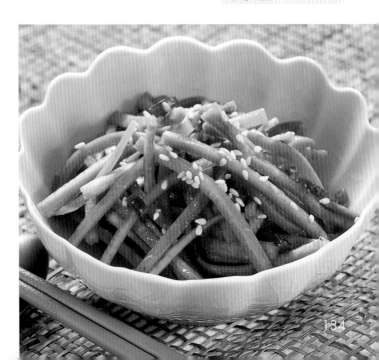

鹹鹹甜甜的常備菜

獅子椒煎煮小魚乾

70 kcal　　鹽分 **1.2**g

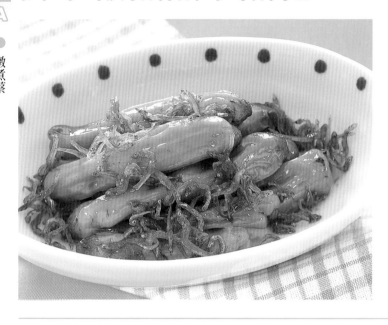

■材料（1人份）
獅子椒 8 根、吻仔魚乾 2 大匙、醬油、味醂各⅔小匙、植物油½小匙

〈作法〉
❶將獅子椒切除果蒂，隨處先用竹籤刺上 2～3 個洞，以免烹調時破裂。
❷鍋子熱好植物油，以大火拌炒①與吻仔魚乾。待獅子椒沾上油之後淋上醬油與味醂，轉中火，煮至湯汁收乾即可。

可以多做一些的備用家常菜

紫萁滷油豆腐皮

70 kcal　　鹽分 **1.0**g

■材料（1人份）
紫萁（水煮）50g、油豆腐皮⅕片、黑蒟蒻塊 30g、胡蘿蔔 20g
A＜昆布高湯½杯、醬油、日本清酒、味醂各 1 小匙＞

〈作法〉
❶將紫萁切成 4 公分長，用沸水燙 2～3 分鐘之後撈起。
❷將蒟蒻塊切成細條狀，用沸水燙 1～2 分鐘之後撈起。
❸將油豆腐倒在濾網裡，淋上熱水去油之後切成細絲。
❹將蒟蒻切成 3 公分長的條狀。
❺將 A 倒入鍋，煮開後放入①、③及④，以稍弱的中火煮至湯汁幾乎收乾即可。

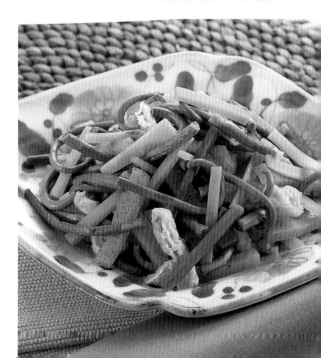

清血的出色搭檔
大豆香滷羊栖菜

60 kcal　　鹽分 **1.2**g

■材料（1人份）
大豆（水煮罐頭）25g、羊栖菜
（乾燥）4g
A ＜昆布高湯½杯、醬油、日本
清酒各 1 小匙、砂糖½小匙、味
醂⅔小匙＞

〈作法〉
❶將羊栖菜洗淨，浸泡在高
　度剛好可以整個蓋住的水
　裡 20 分鐘，泡軟之後瀝
　乾，切成適口長度。
❷將 A、①與大豆倒入鍋中加
　熱，一邊不時攪拌，一邊用
　中火將湯汁收乾即可。

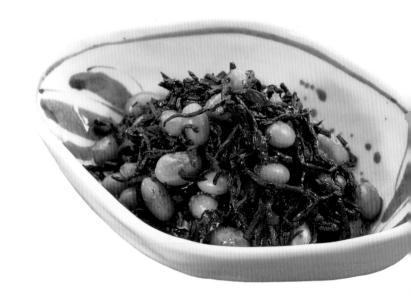

加了牛奶，乳香四溢
奶汁青江菜

70 kcal　　鹽分 **1.3**g

■材料（1人份）
青江菜 70g、里肌火腿½片、牛奶 1 又 ⅓大匙、
鹽少許、太白粉、植物油各½小匙
A ＜水½杯、大骨高湯粉少許＞

〈作法〉
❶將青江菜一片一片摘下，較大的葉片
　長度切半。
❷將里肌火腿切成小三角形。
❸鍋子熱好植物油，以中火拌炒①與②，
　所有材料都沾上油時加入 A，略為煮
　過之後加入牛奶，撒鹽調味。
❹取少許③的湯汁至小容器中，加入太
　白粉，調開之後倒入③中，勾芡之後
　熄火即可。

鬆軟柔嫩的燉菜

白菜牡蠣

70 kcal　鹽分 **1.7**g

■材料（1人份）
白菜 1 片、牡蠣肉小型 3 個（60g）、
青蔥（切蔥花）1 小匙
A＜昆布高湯¼杯、醬油、味醂各⅔小匙、日本清酒 1
小匙、鹽少許＞

〈作法〉
❶將白菜的菜梗與菜葉分切開來，菜梗削切成
　適口大小，菜葉切成 3～4 公分的塊狀。
❷將牡蠣放入濾網中，先用淡鹽水洗淨污垢，
　再用清水稍微清洗。
❸將 A 倒入鍋，煮開之後依序放入白菜菜梗與
　菜葉，先以大火煮過，再轉中火燉煮 4～5
　分鐘。
❹將②的牡蠣倒入③中，牡蠣變色時立刻熄火。
❺將④盛入容器中，撒上蔥花即可。

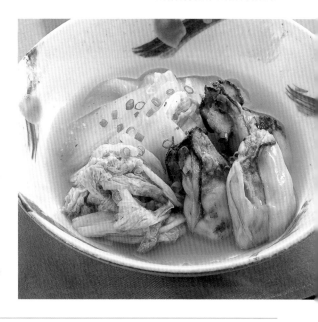

炒過之後稍微煮過

白菜燉豬肉

70 kcal　鹽分 **0.9**g

■材料（1人份）
豬腿薄肉片 15g、白菜 70g、胡蘿蔔、鴻喜
菇各 15g、植物油約½小匙
A＜昆布高湯 2 大匙、醬油、日本清酒各 1
小匙、砂糖⅓小匙、胡椒少許＞
B＜太白粉½小匙、水 1 大匙＞

〈作法〉
❶將白菜菜梗削切成適口大小，菜葉切
　成 3～4 公分的塊狀。
❷將胡蘿蔔切薄條狀，鴻喜菇去除菇蒂
　後剝成小朵。
❸將豬肉切適口大小。
❹將平底鍋熱好植物油，以大火將③炒
　上色之後，加入①與②拌炒。
❺蔬菜都沾上油時倒入 A，略為煮過；
　淋上調好的 B，勾芡之後熄火即可。

熄火慢燉，煮透入味

味噌醬蘿蔔

70 kcal　鹽分 0.8g

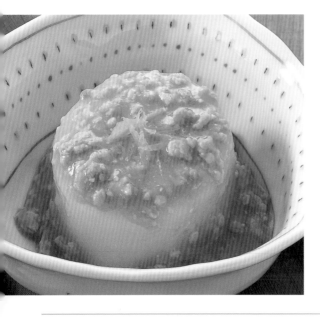

■材料（1人份）
蘿蔔 100g、雞絞肉 15g、昆布高湯適量、柚子皮少許
A＜昆布高湯⅓杯、味噌 1 小匙、味醂⅔小匙＞
B＜太白粉⅓小匙、水 2 小匙＞

〈作法〉
❶將蘿蔔削皮，邊角刮圓（切口邊緣薄薄削去一層）之後，其中一面劃入深至蘿蔔厚度一半的十字備用。
❷將①倒入鍋，注入高度可以蓋住蘿蔔的昆布高湯，大火煮開之後轉小火，煮至竹籤可以輕鬆刺入蘿蔔為止。
❸蘿蔔燉煮的這段期間製作絞肉羹。A 倒入小鍋中，煮開之後倒入雞絞肉，轉中火，絞肉煮至變色時倒入調好的 B 勾芡。
❹將②盛入容器中，淋上③，撒上切絲的柚子皮即可。

低熱量，益健康

扇貝燉蘿蔔

70 kcal　鹽分 1.1g

■材料（1人份）
扇貝（生魚片肉片）40g、蘿蔔 80g、
昆布高湯½杯、青蔥⅓根
A＜醬油 1 小匙、味醂½小匙＞

〈作法〉
❶將蘿蔔切成 1 公分厚的扇形。
❷將扇貝厚度切成 2～3 等分。
❸將昆布高湯與①倒入鍋中，以大火煮開後轉小火，將蘿蔔燉軟。
❹將②倒入③中，略為煮過之後加入 A 調味。
❺將④盛入容器，擺上青蔥即可。

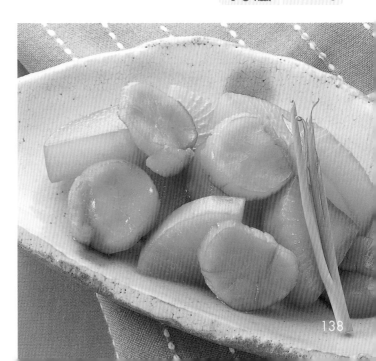

保留水菜的口感才是美味關鍵

油豆腐皮拌水菜

60 kcal 　鹽分 **1.2**g

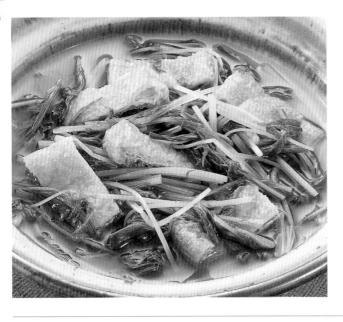

■材料（1人份）
水菜 80g、油豆腐皮 ⅕片
A ＜昆布高湯⅓杯、醬油⅔小匙、日本清酒
½小匙、味醂 1 小匙、鹽少許＞

〈作法〉
❶將水菜放入沸水中，略為氽燙；泡
　水冷卻，擰乾之後切成 4 公分長。
❷將油豆腐皮放在濾網裡，淋上熱水
　去油之後切成 1 公分寬。
❸將 A 倒入鍋，略為煮開之後加入
　①與②，轉中火，再次煮開時熄火，
　直接放置 10 分鐘，使其入味即可。

金黃酥脆，垂涎欲滴

香烤油豆腐佐蘿蔔泥

70 kcal 　鹽分 **0.6**g

■材料（1人份）
油豆腐 40g、蘿蔔泥 1 大匙、薑泥少許、
醬油⅔小匙、迷你小黃瓜 ½條

〈作法〉
❶熱好烤網之後將油豆腐放在上
　面，以小火將兩面烤成金黃色，
　內部溫熱。
❷將①切成適口大小，盛入容器，
　放上略為擰乾水分的蘿蔔泥與薑
　泥，附上切花的迷你小黃瓜。
❸醬油盛入其他容器之中，隨盤附
　上，食用前淋在上面即可。

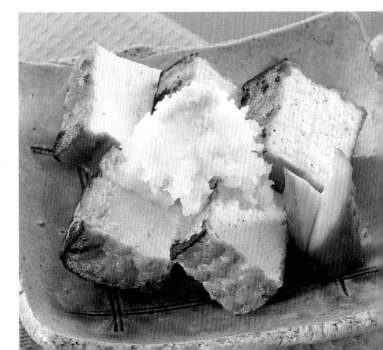

恰到好處的苦味正是夏天的滋味

山苦瓜小魚乾沙拉

60 kcal 鹽分 **1.1**g

■材料（1人份）
山苦瓜⅓條（80g）、吻仔魚乾 3 大
匙、柴魚片少許
A ＜醬油½小匙、昆布高湯 2 小匙、
醋、植物油各約 1 小匙＞

〈作法〉

❶ 將山苦瓜直切成半，刮除果
絮，從邊端切薄片之後放入
沸水中，略為汆燙，撈起瀝
乾備用。

❷ 將吻仔魚乾倒入平底鍋中乾
炒，使其酥脆。

❸ 將 A 倒入碗盆中，調勻之後
加入①與②拌和，盛入容器，
撒上柴魚片即可。

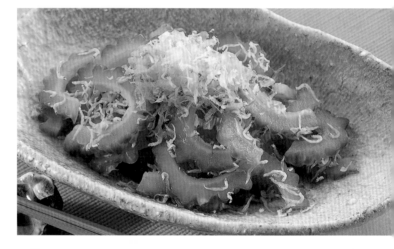

烹調
筆記　柴魚片裡的普林含量雖然多，但是偶爾食用這種程度的分量其
實並不用太擔心。如果在意，亦可不放。

黏稠食材相搭配，清血效果變雙倍

黃麻菜拌納豆

70 kcal 鹽分 **0.9**g

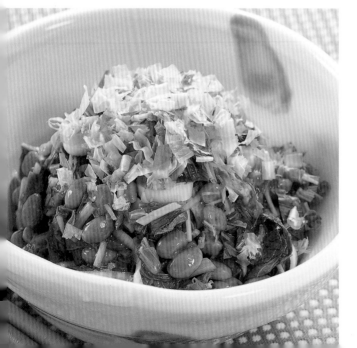

■材料（1人份）
黃麻菜 50g、納豆 20g、大蔥 10g、醬油 1 小匙、
芥末醬、柴魚片各少許

〈作法〉

❶ 將黃麻菜用沸水略為汆燙，撈起擰乾
之後切成 1 公分寬。

❷ 將大蔥切成蔥花。

❸ 將①與②倒入納豆中，混合拌和之後
加入醬油與芥末醬調味。

❹ 將③盛入容器中，撒上柴魚片即可。

烹調
筆記　柴魚片裡的普林含量雖然多，但是
偶爾食用這種程度的分量其實並不
用擔心。如果在意，亦可不放。

有效降低尿酸值！

熱量在20～30大卡，以蔬菜及海藻為主的健康菜肴

副菜 B

從副菜B組（142～168頁）中挑選一道菜吧！

- ●每一道菜標示的熱量、鹽分等營養資料都是一人份。
- ●材料的分量都是一人份。原則上除非特別指定，否則使用的都是淨重的分量（蔬菜的話是去除果蒂與皮，純粹可以食用的量）。
- ●除非特別指定，否則使用的材料原則上都要先洗淨，蔬菜要先去皮處理。
- ●使用的高湯是用昆布萃取的日式高湯。用柴魚及小魚乾萃取的高湯普林含量多，不建議使用。

每餐菜色的搭配方式　挑選a或b類型

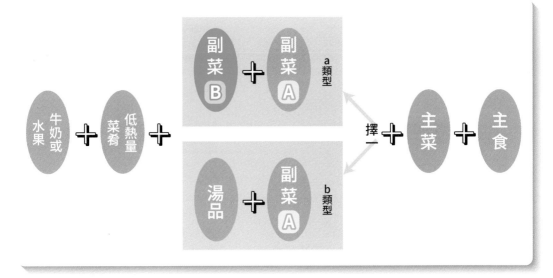

只要遵循這個架構挑選配菜，每天就能夠輕鬆地設計出營養均衡，而且已計算好熱量（卡路里）的健康菜色。

咖哩香，色亮麗
蘆筍拌咖哩優格

20 kcal　鹽分 **0.5**g

■材料（1人份）
綠蘆筍 3 根（50g）、洋蔥 10g
A ＜原味優格 2 小匙、咖哩粉 ¼ 小匙、
鹽、胡椒各少許＞

〈作法〉
❶ 將綠蘆筍根部較硬的部分削皮，
　放入沸水中略為燙軟之後，撈起
　瀝乾，長度切成 3 ～ 4 等分。
❷ 將洋蔥切碎末，泡水瀝乾。
❸ 將 A 與②倒入碗盆，混合之後與
　①拌和。

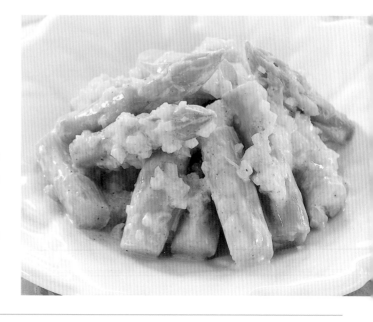

拌上甜醋薑絲，滋味清爽不膩
寒天絲拌海蜇皮

20 kcal　鹽分 **1.5**g

■材料（1人份）
寒天絲 6 條、海蜇皮（去鹽）20g、小黃瓜 15g
、甜醋薑絲少許
A ＜醬油、醋各 1 小匙、砂糖 ½ 小匙、芥末粉
加水調勻少許＞

〈作法〉
❶ 將寒天絲浸水 10 分鐘，泡軟之後瀝
　乾，切段備用。
❷ 將海蜇皮倒入濾網裡，稍微淋上熱水，
　縮成一團時浸泡在水中冷卻，瀝乾之
　後切成適口長度。
❸ 將小黃瓜切絲。
❹ 將 A 倒入碗盆，調勻之後與①、②
　及③拌和。
❺ 將④盛入容器中，撒上甜醋薑絲即可。

簡單輕鬆的涼拌菜

秋葵拌海苔

20 kcal　鹽分 **0.6**g

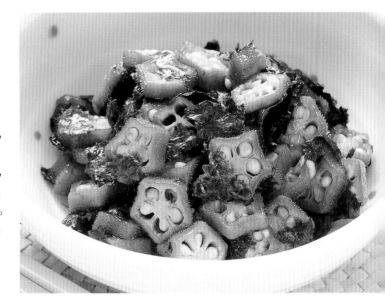

■材料（1人份）
秋葵 4 根、烤海苔½片
A＜昆布高湯 1 小匙、醬油⅔小匙＞

〈作法〉
❶將秋葵稍微清洗，撒上少許鹽，
　用手搓落表面的絨毛。
❷將①放入沸水中汆燙 1～2 分鐘，
　泡水冷卻後撈起，切落果蒂之後
　再切成 3 公釐厚，倒入碗盆之中。
❸將 A 倒入②中拌和，烤海苔揉碎
　之後撒上即可。

善用櫻花蝦的甘醇與色彩

芥末醬油拌高麗菜與櫻花蝦

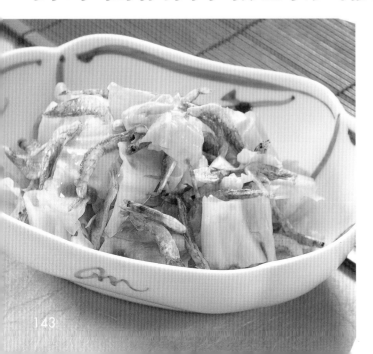

20 kcal　鹽分 **0.5**g

■材料（1人份）
高麗菜 50g、櫻花蝦乾 1 大匙（3g）
A＜昆布高湯 1 小匙、醬油½小匙、芥末
粉加水調勻少許＞

〈作法〉
❶將高麗菜切成 2～3 公分的塊狀，
　倒入沸水中燙軟之後泡水冷卻。
❷將 A 倒入碗盆中，調好之後放入
　櫻花蝦乾與擰乾的①拌和即可。

爽口開胃的薑香味

薑汁醬油拌四季豆

20 kcal 　鹽分 **0.6**g

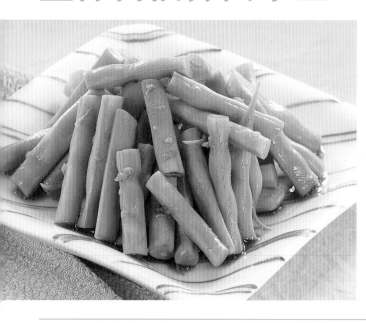

■材料（1人份）
四季豆 60g
A ＜薑泥 5g、昆布高湯 1 小匙、醬油⅔小匙＞

〈作法〉
❶將四季豆去纖維，放入沸水裡燙軟，泡水冷卻之後瀝乾，長度切成 3 ～ 4 等分。
❷將 A 倒入碗盆中，攪拌均勻，與①攪拌。

品嘗夏季菜香的涼拌菜

紫茄拌蘘荷

20 kcal 　鹽分 **0.7**g

■材料（1人份）
茄子 1 條（70g）、蘘荷 ½ 個、鹽、柴魚片各少許、醬油⅕小匙

〈作法〉
❶將茄子帶皮直切一半之後斜切薄片，泡水去澀。瀝乾倒入碗盆，撒鹽備用。
❷將蘘荷切絲。
❸將①擰乾之後與②混合，淋上醬油拌和。
❹將③盛入容器，撒上柴魚片即可。

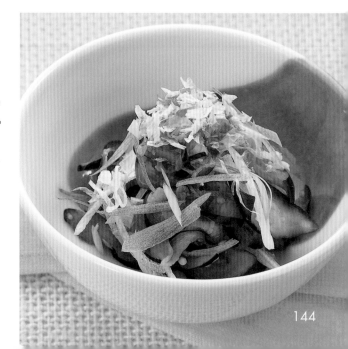

增添芝麻香的涼拌菜
芝麻醬油拌茄子

20 kcal　鹽分 **0.4**g

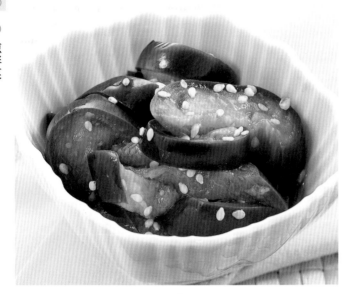

■材料（1人份）
茄子 1 條（70g）
A ＜昆布高湯 2 小匙、醬油、炒過的白芝麻各½小匙＞

〈作法〉
❶將茄子帶皮直切一半之後再斜切成 7 ～ 8 公釐厚。
❷將①放入沸水中，燙軟撈起，冷卻之後擰乾。
❸將 A 倒入碗盆中，攪拌均勻，與②攪拌即可。

迅速上桌的家常菜
芥末醬油拌油菜花

20 kcal　鹽分 **0.5**g

■材料（1人份）
油菜花 40g、芥末醬少許、醬油½小匙

〈作法〉
❶將油菜花切除根部，放入沸水中燙軟之後，撈起擰乾，切成 3 公分長。
❷將芥末醬倒入碗盆中，加入醬油，調勻之後與①拌和即可。

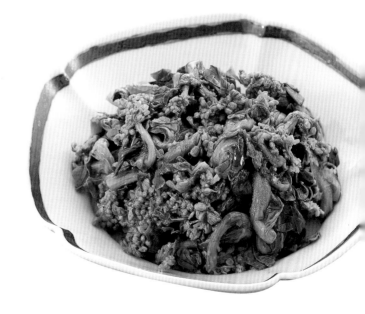

不需任何調味料的簡單菜肴

金茸拌胡蘿蔔

20 kcal　鹽分 **0.4**g

■材料（1人份）
胡蘿蔔 50g、調味金茸菇（茶泡飯專用的
瓶裝罐）1 又 ½ 大匙

〈作法〉
❶將胡蘿蔔滾刀切適口大小，放入
　沸水中，煮至竹籤可以輕鬆刺入。
❷將①撈起，倒入碗盆中，與調味
　金茸菇拌和即可。

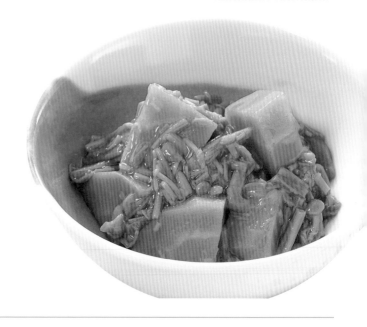

酸酸甜甜的美妙滋味

醋味噌拌青椒

20 kcal　鹽分 **0.4**g

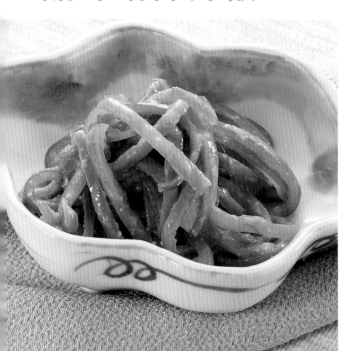

■材料（1人份）
青椒 1 個
A ＜味噌、砂糖各 ½ 小匙、醋 1 小匙＞

〈作法〉
❶將青椒直切成一半，去除果蒂與籽之
　後切細絲。放入沸水中燙軟之後，泡
　水冷卻再瀝乾。
❷將 A 倒入碗盆中，攪拌均勻，與①攪
　拌即可。

海苔味香氣撲鼻

海苔拌菠菜

20 kcal　鹽分 **0.6**g

■材料（1人份）
菠菜 2 株、醬油⅔小匙、烤海苔少許

〈作法〉
❶將菠菜放入沸水中，菜梗先下鍋，燙軟之後泡水冷卻，擰乾並切成 3 ～ 4 公分長。
❷將①倒入碗盆，與醬油拌和之後加入揉碎的烤海苔，均勻攪拌即可。

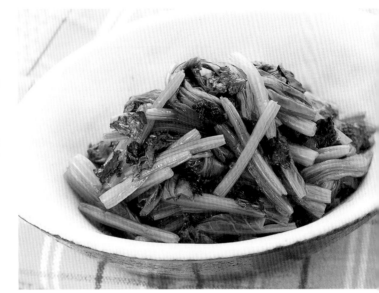

品嘗鹽昆布的甘醇與香鹹

鹽昆布拌舞茸

20 kcal　鹽分 **0.9**g

■材料（1人份）
舞茸 80g、鹽昆布 5g、切成薄片的蘘荷 2 片

〈作法〉
❶將舞茸用手撕適口大小之後放入沸水中略為汆燙，撈起瀝乾備用。
❷將①與鹽昆布倒入碗盆中攪拌。
❸將②盛入容器中，附上蘘荷即可。

香味馥郁的涼拌菜
梅肉拌豆芽鴨兒芹

20 kcal　鹽分 **0.6**g

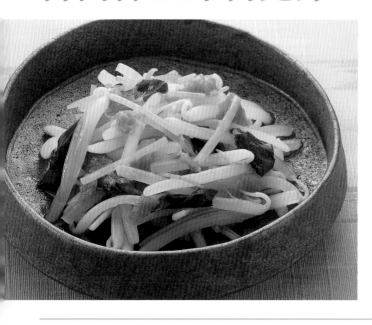

■材料（1人份）
豆芽菜 60g、細絲鴨兒芹 20g、鹹梅½個
A＜昆布高湯 1 小匙、醬油、味酥各¼小
匙＞

〈作法〉
❶ 分別將摘除鬚根的豆芽菜及鴨兒
芹放入沸水中略為汆燙，瀝乾備
用。鴨兒芹切成 3 公分長。
❷ 將鹹梅果肉倒入擂缽中，用擂槌
稍微搗爛之後淋上調勻的 A，再
與①拌和即可。

即席製作，美味不減
韓式涼拌豆芽菜

20 kcal　鹽分 **0.8**g

■材料（1人份）
豆芽菜 60g
A＜醬油⅔小匙、豆瓣醬、香麻油各¼小匙＞

〈作法〉
❶ 將豆芽菜摘除鬚根，放入沸水中略
為燙軟之後，撈起瀝乾。
❷ 將 A 倒入碗盆中，攪拌均勻，與①
攪拌。

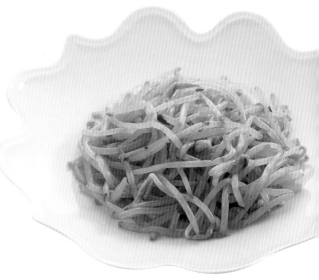

黃金組合，營養滿分

黃麻菜拌秋葵

20 kcal　鹽分 **0.4**g

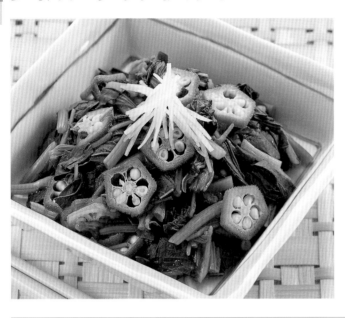

■材料（1人份）
黃麻菜 40g、秋葵 1 根、薑（切絲）少許
A ＜昆布高湯 1 小匙、醬油½小匙＞

〈作法〉

❶將黃麻菜放入沸水中，菜梗燙軟
　之後泡水，切成 1 公分寬。

❷將秋葵略為清洗，撒上少許鹽，
　用手搓落表面的絨毛，放入沸水
　中汆燙 1～2 分鐘，再切成 2 公
　釐厚。

❸將 A 倒入碗盆中，攪拌均勻之後，
　加入①與②攪拌。

❹將③盛入容器，擺上細薑絲即可。

鈣質含量豐富的油菜

油菜涼拌鴻喜菇

20 kcal　鹽分 **0.6**g

■材料（1人份）
油菜 50g、鴻喜菇⅓包、炒過的白芝麻少許
A ＜昆布高湯 1 小匙、醬油⅔小匙＞

〈作法〉

❶將油菜放入沸水裡，燙軟之後切
　成 3 公分長。

❷將鴻喜菇切除菇蒂，剝成小朵，
　放入沸水中燙軟之後瀝乾。

❸將①與②略為混合，盛入容器，
　淋上調好的 A，最後再撒上炒芝
　麻即可。

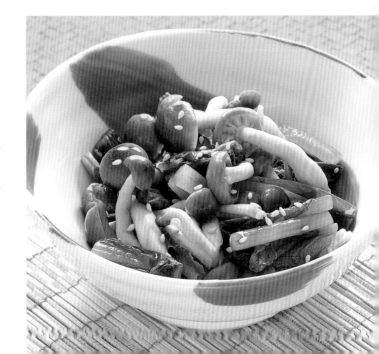

盡享水潤清脆的口感
韭菜拌豆芽

20 kcal　鹽分 **0.4**g

■材料（1人份）
韭菜 40g、豆芽菜 30g、醬油½小匙、柴魚片少許

〈作法〉
❶ 將韭菜放入沸水中稍微燙軟，泡水擰乾之後切成 3 公分長。
❷ 將豆芽菜摘除鬚根，放入沸水中略為汆燙後撈起冷卻。
❸ 將①與②混合，盛入容器，淋上醬油，最後再撒上柴魚片即可。

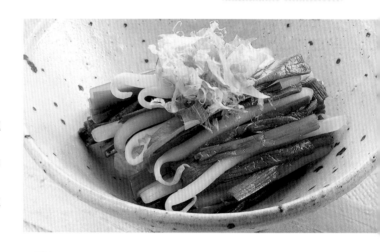

烹調筆記　柴魚片裡的普林含量雖然多，但是偶爾食用這種程度的分量其實並不用太擔心。如果在意，亦可不放。

有益健康的組合
帶根鴨兒芹拌鴻喜菇

20 kcal　鹽分 **0.4**g

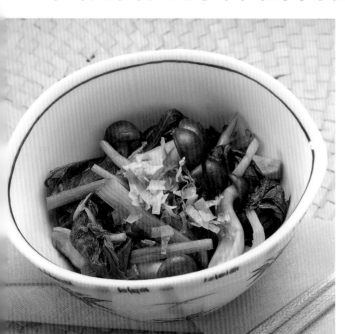

■材料（1人份）
帶根鴨兒芹 50g、鴻喜菇⅓包、醬油½小匙、柴魚片少許

〈作法〉
❶ 將帶根鴨兒芹放入沸水中略為汆燙，菜梗變軟時泡水，擰乾之後切成 3 〜 4 公分長。
❷ 將鴻喜菇切除菇蒂，剝成小朵，放入沸水中燙軟之後瀝乾。
❸ 將①、②與醬油倒入碗盆中攪拌，盛入容器，最後再撒上柴魚片即可。

讓青椒的滋味更加清甜
泡拌烤青椒

20 kcal　鹽分 **0.6**g

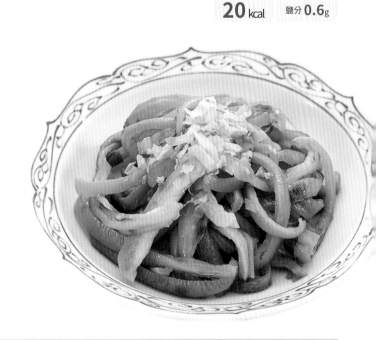

■材料（1人份）
青椒 1 又 ½ 個、柴魚片少許
A ＜醬油⅔小匙、昆布高湯½小匙＞

〈作法〉
❶ 將青椒直切成一半，放在熱好的
　烤網上，隨處烤上色之後橫切成
　細絲。
❷ 將 A 倒入碗盆中，調勻之後將①
　倒入其中，醃泡 5 分鐘。
❸ 將②盛入容器中，最後再撒上柴
　魚片即可。

膳食纖維豐富的好搭檔
綠菠拌黃菊

20 kcal　鹽分 **0.6**g

■材料（1人份）
菠菜 80g、食用菊花 1～2 朵（10g）
A ＜醬油⅔小匙、昆布高湯 2 小匙＞

〈作法〉
❶ 將菠菜放入沸水裡燙軟，泡水擰
　乾之後切成 3～4 公分長。
❷ 將沸水加入少許醋，放入撕碎的
　食用菊花花瓣，燙至透明之後泡
　水擰乾。
❸ 將①與②略為混合，盛入容器，
　淋上調好的 A 即可。

分量充足，令人雀躍
海藻沙拉

20 kcal　　鹽分 **1.1**g

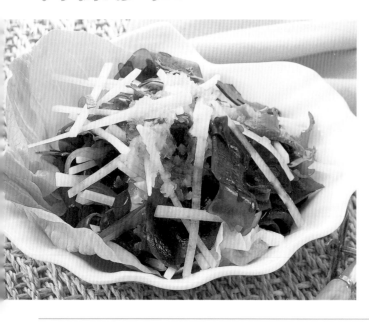

■材料（1人份）
綜合海藻（乾燥）5g、蘿蔔 30g、沙拉菜 2 片、洋蔥泥 1 小匙
A＜醋、大骨高湯各 1 小匙、鹽、胡椒各少許＞

※ 大骨高湯是用少許大骨高湯粉加 1 大匙熱水調製的湯底。

〈作法〉
❶將綜合海藻浸水泡軟。
❷將蘿蔔切絲。
❸將 A 倒入碗盆，攪拌均勻之後加入洋蔥泥，調成沙拉淋醬。
❹將①與②瀝乾之後略為攪拌，盛入鋪上沙拉菜容器之中，淋上③即可。

享受鮮嫩的蔬菜香
茼蒿蔥絲沙拉

20 kcal　　鹽分 **1.0**g

■材料（1人份）
茼蒿 40g、大蔥 15g
A＜醬油、醋各 1 小匙、昆布高湯 1 大匙、蒜泥、薑汁各少許＞

〈作法〉
❶將茼蒿摘下菜葉之後浸泡在冰水中，使其口感清脆。
❷將大蔥取蔥白，切絲泡水，使其口感清脆。
❸將 A 倒入碗盆，攪拌均勻，調成無油沙拉淋醬。
❹將①與②瀝乾之後略為攪拌，盛入容器，淋上③即可。

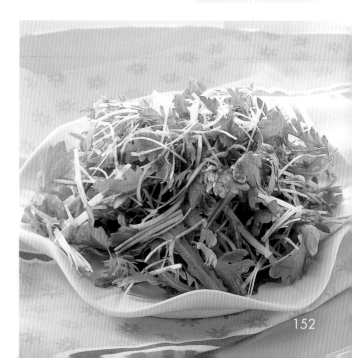

鰻魚香，滋味美妙

番茄鰻魚沙拉

20 kcal 鹽分 **0.5**g

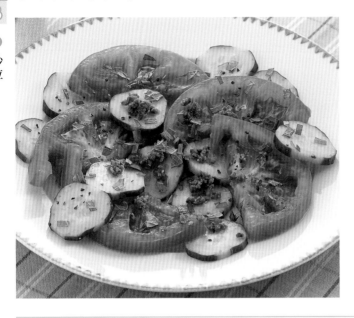

■材料（1人份）
番茄¼個、鰻魚片（罐頭）1片、小黃瓜
20g、綠紫蘇½片、鹽、胡椒各少許

〈作法〉

❶將番茄切成5公釐的薄片。小黃
　瓜的果皮縱削成斑紋之後，切成
　2～3公釐的圓片。
❷將鰻魚與綠紫蘇切成碎末。
❸將①與②倒入碗盆，撒上鹽及胡
　椒，所有材料攪拌均勻即可。

生食白菜新鮮清脆的滋味

白菜鮮橙沙拉

20 kcal 鹽分 **0.8**g

■材料（1人份）
白菜 60g、柳橙 20g、荷蘭芹（切碎末）
少許
A＜淡口醬油½小匙、檸檬汁1小匙、砂
糖⅓小匙、鹽、胡椒各少許＞

〈作法〉

❶將白菜的菜梗與菜葉分切開來，
　菜梗橫切成5公釐寬的細絲，菜
　葉切塊。
❷將柳橙剝除薄皮，取出果肉之後
　切成一半。
❸將A倒入碗盆中，攪拌均勻，與
　①及②攪拌。
❹將③盛入容器，撒上荷蘭芹即可。

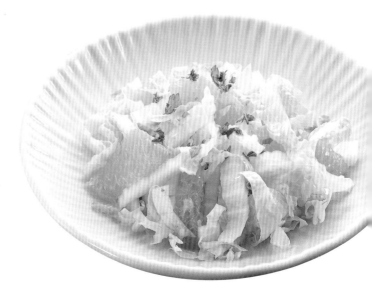

可口美味，令人驚艷
香辣萵苣溫沙拉

20 kcal　鹽分 **0.4**g

■材料（1人份）
萵苣葉 2 片、醬油 ½ 小匙、辣油 ¼ 小匙

〈作法〉
❶將萵苣撕成適口大小，涮過熱
　水，撈起之後迅速瀝乾。
❷將①趁熱盛入容器，淋上醬油
　與辣油即可。

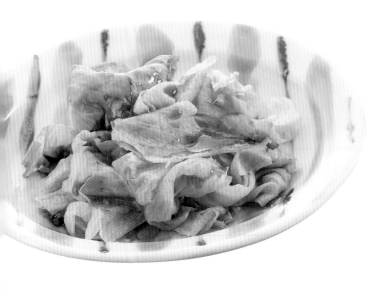

繽紛色彩，讓餐桌越顯華麗
雙色小番茄沙拉

20 kcal　鹽分 **0.8**g

■材料（1人份）
小番茄（紅）、小番茄（黃）各 3 個、洋蔥（切
碎末）1 小匙、綠紫蘇葉 1 片、荷蘭芹（切碎
末）少許
A ＜醋 1 小匙、醬油、砂糖各 ⅓ 小匙、鹽、胡
椒各少許＞

〈作法〉
❶將紅的與黃色的小番茄去除果蒂之後
　切半。
❷將洋蔥碎末泡水，瀝乾備用。
❸將 A 倒入小碗盆中，攪拌均勻之後加
　入②，做成沙拉淋醬。
❹將容器鋪上綠紫蘇葉，盛入①，淋上
　③，最後再撒上荷蘭芹即可。

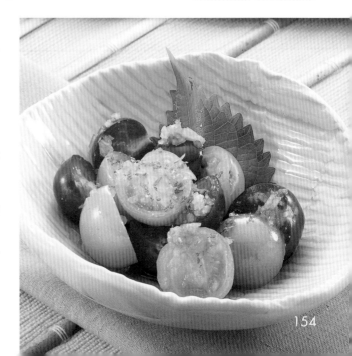

口感絕妙，難以抗拒
金針菇木耳三杯醋

20 kcal　　鹽分**0.9**g

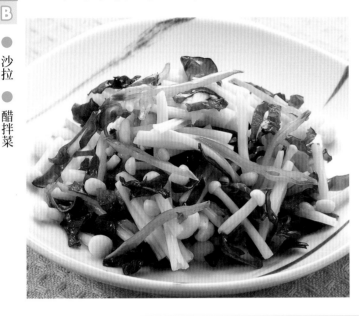

■材料（1人份）
金針菇½袋、木耳（乾燥）、豌豆莢各 2 片
A ＜醋、昆布高湯各 1 小匙、醬油、砂糖
各½小匙、鹽少許＞

〈作法〉

❶ 將金針菇切除根部之後，放入沸水中略為汆燙，再將長度切成 3 等分。

❷ 將木耳浸水泡軟之後切絲。

❸ 將豌豆莢去纖維，放入沸水中略為汆燙之後切絲。

❹ 將 A 倒入碗盆，攪拌均勻之後加入①、②與③攪拌即可。

增添吻仔魚的鮮甜滋味
醋拌海帶芽小魚乾

20 kcal　　鹽分**1.1**g

■材料（1人份）
海帶芽（去鹽）20g、吻仔魚乾約 1 大匙（5g）、薑（切絲）2 片
A ＜昆布高湯 1 大匙、醋 1 小匙、砂糖½小匙、鹽少許＞

〈作法〉

❶ 將海帶芽切段。

❷ 將吻仔魚乾倒入濾網中，過熱水。

❸ 將 A 倒入碗盆中，調勻之後與①及②拌和。

❹ 將③盛入容器中，擺上細薑絲即可。

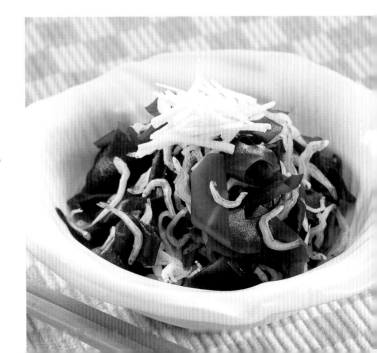

短短幾分鐘，入味端上桌
南蠻小黃瓜

20 kcal　鹽分 **0.8**g

■材料（1人份）
小黃瓜 70g、鹽少許
A＜醬油⅔小匙、香麻油少、豆瓣醬各少許＞

〈作法〉
❶將小黃瓜洗淨之後放在砧板上搓滾（撒上少許鹽，用手滾動）。
❷將①沖水洗淨之後放入塑膠袋中，用擂槌從上面敲打出裂痕之後，再切成 3～4 公分長。
❸將 A 倒入碗盆中，攪拌均勻之後放入②，將小黃瓜醃軟即可。

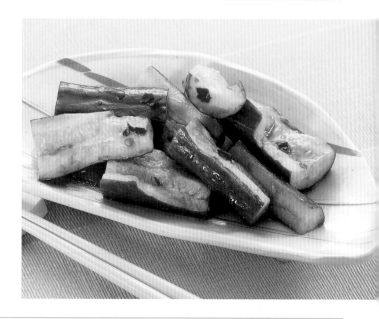

適合帶便當的配菜
咖哩醋拌花椰菜

20 kcal　鹽分 **0.5**g

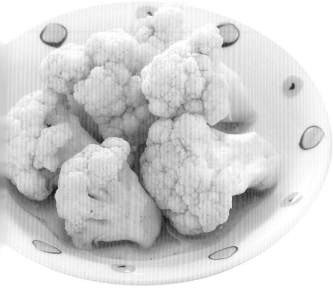

■材料（1人份）
花椰菜 40g
A＜水 2 大匙、醋約 1 大匙、砂糖⅔小匙、鹽、咖哩粉少許＞

〈作法〉
❶將花椰菜切小朵，泡水 10 分鐘，瀝乾倒入碗盆中。
❷將 A 倒入鍋，煮開時熄火，趁熱放入①，放置半天，使其入味即可。

簡單速成的醃漬物

檸香白蘿蔔

20 kcal　鹽分 **0.7** g

■材料（1人份）
蘿蔔 70g、檸檬（切圓片）1 片、昆布 3g
（約 5 公分片狀）、鹽少許

〈作法〉
❶將蘿蔔切成扇形薄片，放入碗盆
　之後撒鹽，完全拌和。
❷將檸檬圓片也切成 4 等分的扇形。
❸將昆布用廚房剪刀剪成細絲。
❹將②與③倒入①中，攪拌均勻，
　待蘿蔔變軟時盛入容器即可。

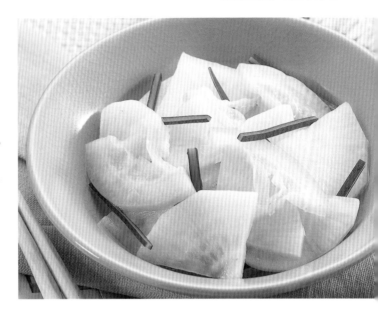

辛辣刺激的山椒粒

辣醃什蔬

20 kcal　鹽分 **1.2** g

■材料（1人份）
高麗菜、蘿蔔、小黃瓜各 20g、西洋芹
10g、胡蘿蔔 5g、鹽⅕小匙
A＜日本酒 1 小匙、紅辣椒（切小段）、
山椒粒（乾燥）各少許＞

〈作法〉
❶將高麗菜切塊。
❷將蘿蔔與小黃瓜切長條，西洋芹
　去纖維後斜切薄片，胡蘿蔔切細
　絲。
❸將①與②倒入碗盆，撒鹽之後與
　A 拌和。
❹將③的上頭壓放重物，放置 15
　分鐘，直到蔬菜變軟為止。

樸實簡單的好滋味
燙煮金針菇

20 kcal　　鹽分 **0.6**g

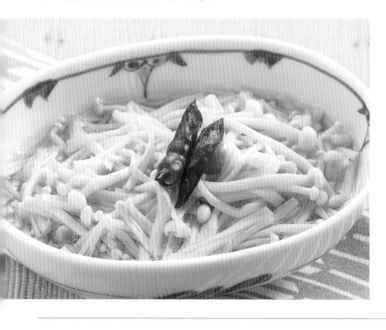

■材料（1人份）
金針菇½袋、紅辣椒½根
A＜昆布高湯⅓杯、淡口醬油 、日本
清酒各½小匙、味醂⅓小匙＞

〈作法〉
❶將金針菇去除根部，長度切成
　3 等分。
❷將紅辣椒切成一半，去籽備用。
❸將 A 與②倒入鍋，煮開後放入
　①，以小火續煮 15 分鐘。熄
　火放置一段時間，使其入味即
　可。

加入常備菜行列的好菜
香滷什錦菇

20 kcal　　鹽分 **0.9**g

■材料（1人份）
金針菇 30g、生香菇 1 朵、滑菇 15g
A＜昆布高湯⅓杯、醬油 1 小匙、日本
清酒½小匙、味醂⅓小匙＞

〈作法〉
❶將金針菇去除根部，長度切成 2
　等分。
❷將生香菇去除菇蒂之後切薄片。
❸將 A 倒入鍋，煮開之後放入①、
　②與滑菇，以小火煮 4～5 分
　鐘即可。

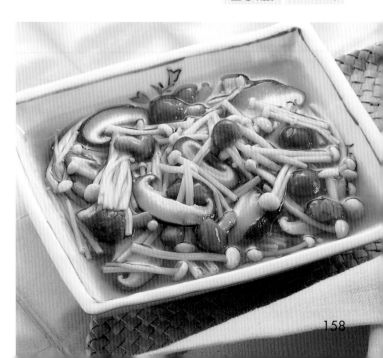

感覺像配料豐富的湯品

湯燉高麗菜

20 kcal　鹽分 **1.2**g

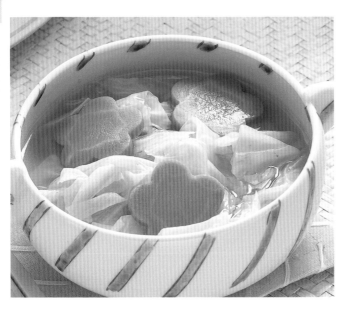

■材料（1人份）
高麗菜 1 片（50g）、胡蘿蔔 20g
A＜水 1 杯、排骨高湯塊¼個、鹽、胡椒
各少許＞

〈作法〉
❶將高麗菜切成 3～4 公分的塊狀。
❷將胡蘿蔔切薄片之後，再用壓模
　壓切出梅花或者是喜歡的形狀。
❸將 A 倒入鍋，煮開之後加入①與
　②，燉軟即可。

膳食纖維的寶庫

昆布絲香滷舞茸

20 kcal　鹽分 **0.7**g

■材料（1人份）
昆布絲（乾燥）3g、舞茸 50g
A＜昆布高湯½杯、醬油、味醂各½小匙＞

〈作法〉
❶將昆布絲浸水泡軟，撈起瀝乾備
　用。
❷將舞茸撕成小朵。
❸將 A 倒入鍋，煮開之後加入①與
　②，以小火燉軟即可。

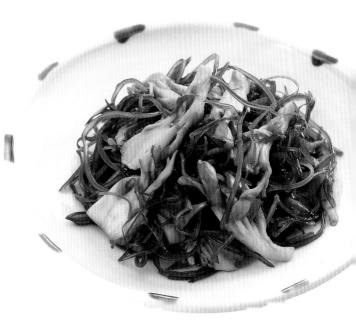

重點在於滷得夠味
辣滷蒟蒻絲

20 kcal　鹽分 **0.9**g

■材料（1人份）
蒟蒻絲 70g、紅辣椒（切小段）½根
A＜昆布高湯 1 大匙、醬油 1 小匙、砂糖
⅔小匙＞

〈作法〉
❶ 將蒟蒻絲倒入沸水中煮 1 分鐘，
　撈起瀝乾備用。
❷ 將 A 倒入鍋，煮開之後加入①與
　紅辣椒，一邊用筷子攪拌，一邊
　熬煮收汁即可。

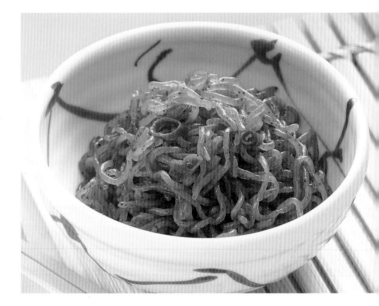

與主菜很速配
清湯煮西芹

20 kcal　鹽分 **0.6**g

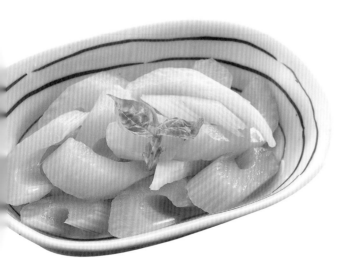

■材料（1人份）
西洋芹 80g、羅勒葉少許
A＜水 ½杯、大骨高湯粉 ⅔小匙＞

〈作法〉
❶ 將西洋芹去纖維之後斜切成 1 公分寬
　的薄片。
❷ 將 A 倒入鍋，煮開之後加入①，轉小
　火，慢慢燉煮。
❸ 將西洋芹煮軟之後熄火，直接置於鍋
　中冷卻，使其入味。
❹ 將③盛入容器，隨意附上少許新鮮羅
　勒葉即可。

不要煮太久，才是美味祕訣

湯煮海帶芽

20 kcal 鹽分 **2.1**g

■材料（1人份）
海帶芽（去鹽）40g、洋蔥 15g、鹽、胡
椒各少許
A＜水 1 杯、大骨高湯粉⅓小匙、蒜泥少
許＞

〈作法〉
❶將海帶芽切成適口長度。
❷將洋蔥切成薄片。
❸將 A 倒入鍋，煮開之後加入②，
　轉大火，待洋蔥煮軟時放入①，
　略為煮過，最後再撒上鹽與胡椒
　調味即可。

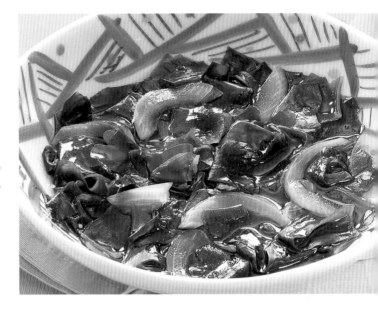

利用甜味倍增的時令冬蔥

湯燉大蔥

20 kcal 鹽分 **0.9**g

■材料（1人份）
大蔥 80g、排骨高湯塊⅕個、鹽、黑胡椒
粗粒各少許

〈作法〉
❶將大蔥切成 3～4 公分長。
❷將①倒入鍋，注入高度相同的水
　量，大火煮開之後轉小火，放入
　排骨高湯塊，大蔥煮軟時撒上鹽
　與胡椒調味即可。

多一道巧思的家常燉菜
山椒燉白菜

20 kcal　鹽分 **0.6**g

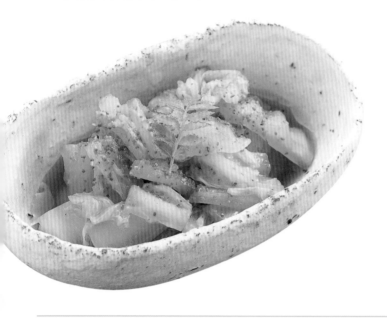

■材料（1人份）
白菜 80g（1 片）、山椒粉少許、山椒葉少許
A ＜昆布高湯¼小匙、醬油⅔小匙、日本清酒½小匙＞

〈作法〉
❶將白菜直切一半之後再切成 1 公分寬。
❷將 A 倒入鍋，煮開之後加入①，撒上山椒粉，以稍弱的中火將白菜燉軟。
❸將②盛入容器，隨意附上山椒葉即可。

洋溢自然芳香與色彩的美食
青煮款冬

20 kcal　鹽分 **1.6**g

■材料（1人份）
款冬 30 公分（60g）
A ＜昆布高湯¼杯、淡口醬油、日本清酒各 1 小匙、鹽少許＞

〈作法〉
❶將款冬置於砧板上，撒上少許鹽，滾動數次，放入沸水中。燙軟之後立刻泡水，剝除外皮與纖維，切成 3 公分長。
❷將 A 倒入鍋，煮開之後先放入較粗的①，略為煮沸時再放入較細的部分煮 1 ～ 2 分鐘，並立刻將鍋底貼放在水中冷卻。連同煮汁倒入盆中，蓋上保鮮膜，使其充分入味即可。

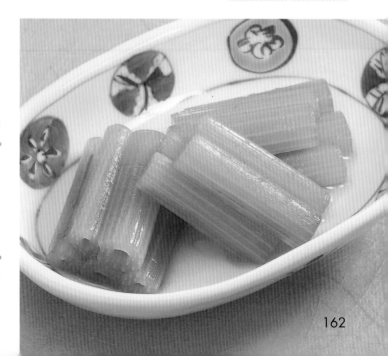

幫助排除尿酸的好菜

泡拌海帶芽

20 kcal　鹽分 **0.6**g

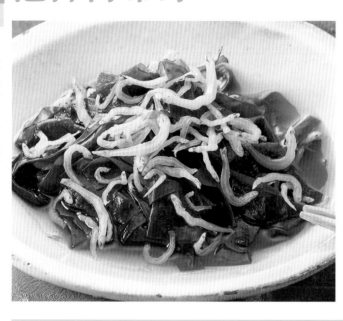

■材料（1人份）
海帶芽（鹽藏）15g、吻仔魚乾½大匙
A＜昆布高湯¼杯、醬油⅓小匙、味醂½
小匙＞

〈作法〉
❶將海帶芽洗淨鹽分之後擰乾，切
　成適口大小。
❷將吻仔魚乾放在濾網裡，淋上熱
　水之後完全瀝乾。
❸將 A 倒入鍋，煮開之後加入①與
　②，略為煮過即可。

撲鼻而來的柚子香

柚香蒸蕈菇

20 kcal　鹽分 **0.8**g

■材料（1人份）
鴻喜菇、舞茸各⅓包、
柚子（切圓片）1 片、醬油⅓小匙
A＜鹽少許、日本清酒 1 小匙＞

〈作法〉
❶將鴻喜菇去除菇蒂後剝成小朵。
❷將舞茸撕成適口大小，備用。
❸將①與②盛入耐熱容器中，淋上
　A，放上柚子。連同容器放入充
　滿水蒸氣的蒸籠裡，大火蒸 5 分
　鐘，上桌前淋上醬油即可。

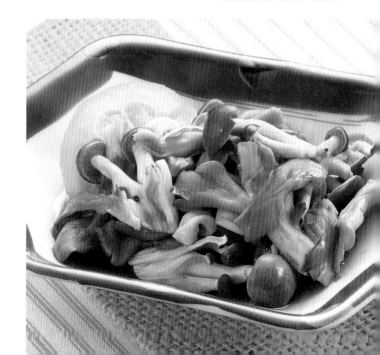

濃郁的蒜香讓清淡的滋味更馥郁
銀包金針菇

20 kcal　　鹽分 **0.4**g

■材料（1人份）
金針菇½袋、大蒜¼瓣、日本清酒1小匙、
醬油½小匙

〈作法〉
❶ 將金針菇切除根部，剝散備用。
❷ 將大蒜切成薄片。
❸ 將①與②放在稍微大片的鋁箔紙
　上，淋上日本清酒與醬油，包起
　之後放入烤箱裡烘烤5分鐘即可。

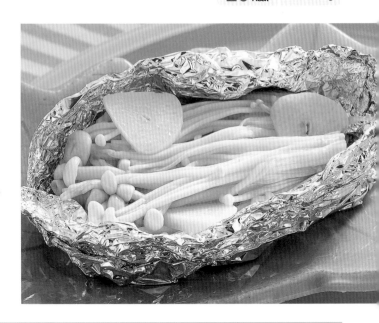

醬油芳香，垂涎三尺
串烤獅子椒

30 kcal　　鹽分 **0.9**g

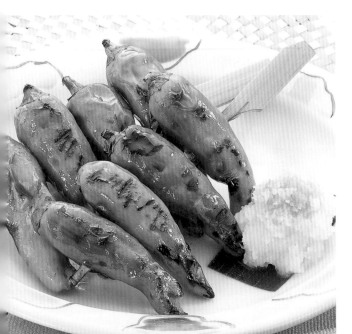

■材料（1人份）
獅子椒8根、蘿蔔泥1大匙、醬油少許
A＜醬油1小匙、香麻油¼小匙＞

〈作法〉
❶ 在獅子椒縱劃一刀，每4根串成一串。
❷ 將A倒入小碗盆中，攪拌均勻。
❸ 熱好烤網之後將①放在上面，以中火
　稍微烤軟時，刷子沾②，一邊在獅子
　椒上塗3～4次，一邊將兩面烤上色。
❹ 將③盛入容器，附上蘿蔔泥，最後再
　淋上醬油即可。

鮮甜茄肉，入口即溶

香烤茄子

30 kcal　鹽分 **0.5**g

■材料（1人份）
茄子 1 又 ½ 條、薑泥少許、綠紫蘇 2 片
醬油½ 小匙

〈作法〉
❶將茄子切除果蒂，在果皮上淺淺
　劃出相隔 1 公分的切痕。
❷熱好烤網之後將①放在上面，一
　邊轉動，一邊將果皮烤焦。
❸將②烤好之後浸泡在冰水裡，立
　刻撈起，剝除果皮。
❹將③縱向撕成適口大小，盛入鋪
　上一層綠紫蘇葉的容器中，放入
　薑泥，最後再淋上醬油即可。

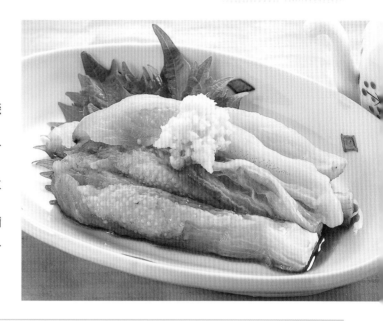

烤上顏色，香味迷人

烤青椒沾醋橘醬油

20 kcal　鹽分 **0.4**g

■材料（1人份）
青椒 1 又 ½ 個、卡波斯香橘（切半圓片）
1 片
A ＜卡波斯香橘擰汁 1 小匙、醬油½ 小
匙＞

〈作法〉
❶將青椒直切成半之後去除果蒂與
　籽。
❷熱好烤網，將①放在上面，以中
　火將其烤上色之後，直切成細絲。
❸將②盛入容器，淋上調好的 A，
　附上卡波斯香橘即可。

加了果汁，爽口不膩
秋葵大蔥淋橘醋

20 kcal　鹽分 **0.4**g

■材料（1人份）
秋葵 3 根、大蔥（蔥白）3 公分、鹽少許
A ＜醬油、檸檬汁各½小匙＞

〈作法〉
❶將秋葵稍微沾水，撒上少許鹽，用手輕輕搓落表面的絨毛，放入沸水中燙軟之後切斜段。
❷將大蔥切絲後泡水，讓口感變得清脆之後瀝乾備用。
❸將①與②略為攪拌，盛入容器，最後再淋上 A 即可。

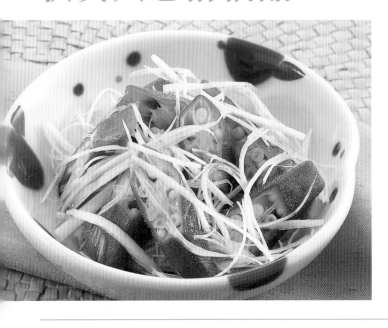

咖哩芳香與色彩大顯身手
咖哩花椰菜

20 kcal　鹽分 **0.5**g

■材料（1人份）
花椰菜 70g、咖哩粉½小匙、鹽、
沙拉菜各少許

〈作法〉
❶將花椰菜切小朵，泡水 10 分鐘。
❷將①放入沸水中煮 2～3 分鐘之後起鍋。
❸將②倒入碗盆中，撒上咖哩粉與鹽。
❹將③盛入容器，附上沙拉菜即可。

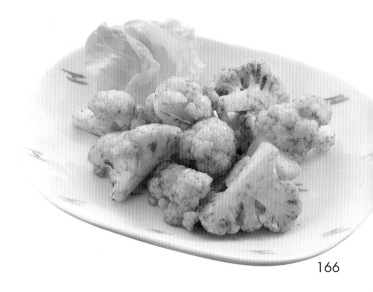

清血效果，出類拔萃

涼拌洋蔥絲

20 kcal　　鹽分 **0.4**g

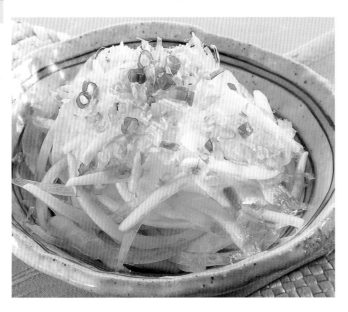

■材料（1人份）
洋蔥 30g、柴魚片 1 撮、青蔥（切蔥花）
1 小匙
A＜醬油、醋各½小匙＞

〈作法〉
❶將洋蔥從邊端開始切薄片，浸泡
　在裝滿水的碗盆中。
❷另取一碗盆，A 倒入其中，攪拌
　均勻。
❸用廚房紙巾將①包起來，擰乾之
　後盛入容器，撒上柴魚片與蔥花，
　最後再淋上②即可。

烹調
筆記　柴魚片裡的普林含量雖然多，
　　　但是偶爾食用這種程度的分量
　　　其實並不用太擔心。如果在意，
　　　亦可不放。

生鮮蘿蔔，有助消化

吻仔魚乾蘿蔔泥

20 kcal　　鹽分 **0.6**g

■材料（1人份）
蘿蔔 60g、吻仔魚乾 1 大匙、醬油
⅓小匙

〈作法〉
❶將吻仔魚乾倒入濾網中，淋
　上熱水之後瀝乾備用。
❷將蘿蔔磨成泥，倒入網眼較
　細的濾網中稍微瀝乾。
❸將②盛入容器中，放上①，
　淋上醬油即可。

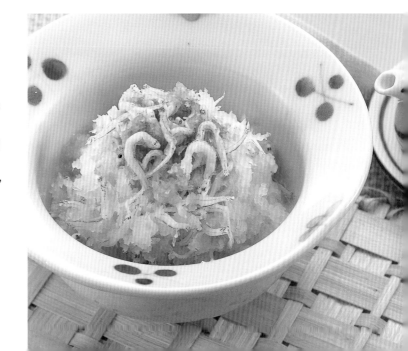

一支平底鍋，乾炒之後端上桌
鱈魚卵乾炒蒟蒻絲

30 kcal　　鹽分 **0.4**g

■材料（1人份）
蒟蒻絲 50g、鱈魚卵 8g、日本清酒 2 小匙、青蔥（切蔥花）1 根

〈作法〉
❶將蒟蒻絲倒入沸水中略為汆燙，瀝乾後切成適口長度。
❷用刀背將鱈魚卵刮下來，倒入小容器中，與日本清酒拌和備用。
❸②倒入平底鍋中，加入①一邊拌和，一邊用中火乾炒。
❹將③盛入容器，撒上蔥花即可。

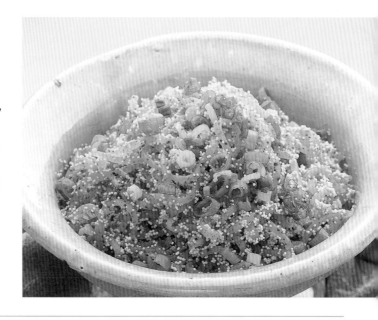

善用市售品，盛盤就上桌
金茸蘿蔔泥

20 kcal　　鹽分 **0.6**g

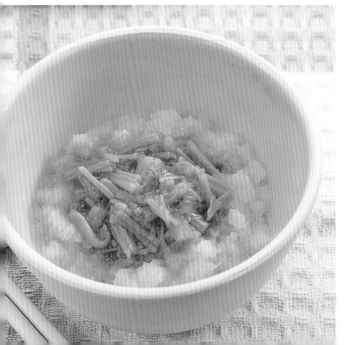

■材料（1人份）
蘿蔔 100g
調味金茸菇（茶泡飯專用的瓶裝罐）15g

〈作法〉
❶用磨泥板將蘿蔔磨成泥。
❷將①盛入容器，倒入調味金茸菇即可。

有效降低尿酸值！

主食與主菜合而為一

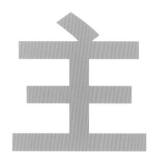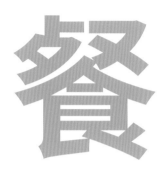

主餐

這個部分要介紹的主餐，也就是結合「主食」與「主菜」的餐點。
至於配菜，選擇 2000 大卡：從「副菜 A」（112 ～ 140 頁）中挑
選一道；選擇 1800、1600 大卡：從「副菜 B」（142 ～ 168 頁）
中挑選一道。如果還是不夠，那就從「低熱量菜肴」中再選一道。

● 每一道菜標示的熱量、鹽分等營養資料都是一人份。
● 材料的分量都是一人份。原則上除非特別指定，否則使用的都是
　淨重的分量（蔬菜的話是去除果蒂與皮，純粹可以食用的量）。
● 除非特別指定，否則使用的材料原則上都要先洗淨，蔬菜要先去
　皮處理。
● 使用的高湯是用昆布萃取的日式高湯。用柴魚及小魚乾萃取的高
　湯普林含量多，不建議使用。

每餐菜色的搭配方式

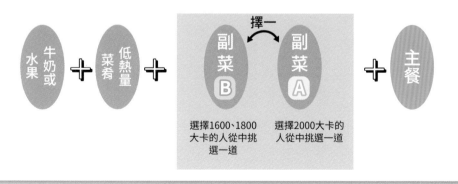

只要遵循這個架構挑選配菜，每天就能夠輕鬆地設計出營養均
衡，而且已計算好熱量（卡路里）的健康菜色。

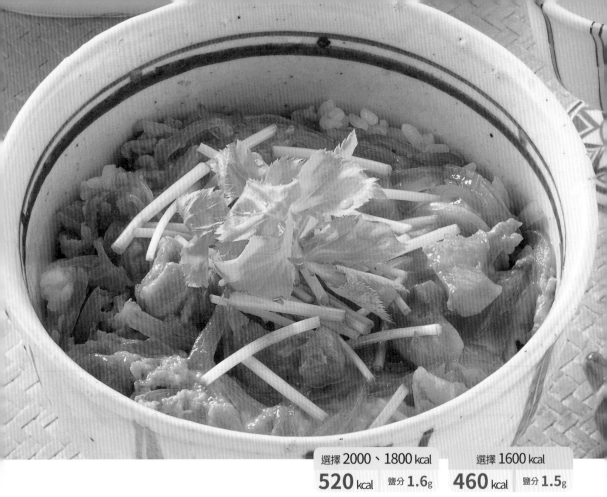

少放一些鹽，就是家傳的口味

雞肉蓋飯

〈作法〉

❶ 將將雞腿肉切成適口大小，洋蔥切成薄片。

❷ 將 A 倒入鍋，煮開之後放入洋蔥，轉中火續煮。洋蔥煮軟時加入①的雞肉，待肉煮熟，顏色變白之後打入蛋花，當蛋呈半熟狀時熄火。

❸ 將白飯盛入碗公中，倒入②，撒上切段的鴨兒芹即可。

■ 材料（1 人份）		2000、1800 大卡	1600 大卡
白飯		200g	170g
雞腿肉（去皮）		60g	50g
蛋（中）		1 個	1 個
洋蔥		40g	40g
A	昆布高湯	80 毫升	80 毫升
	醬油	1 又 ⅓ 小匙	1 又 ⅓ 小匙
	砂糖	½ 大匙	½ 大匙
鴨兒芹		3 根	3 根

★選擇這道菜的時候，選擇1600、1800大卡：可以追加一道副菜B；選擇2000大卡：可以追加一道副菜A。不夠的話，還可以再追加一道低熱量菜肴。

香甜牛肉滲入飯，美味倍增滿口讚

牛肉蓋飯

〈作法〉

❶ 將牛肩肉切適口大小。

❷ 將蒟蒻塊切成長條，放入沸水中，略為汆燙之後撈起。洋蔥切成薄片，薑切成絲。

❸ 將植物油倒入鍋，放入①與②，待肉炒上色，所有材料都沾上油時加入Ａ，燉煮收汁。

❹ 將白飯盛入碗公中，倒入③，撒上揉碎的海苔即可。

■ 材料（1人份）		2000、1800大卡	1600大卡
白飯		200g	170g
牛肩肉（瘦肉）		60g	60g
蒟蒻塊		50g	50g
洋蔥		¼個	¼個
薑		2g	2g
A	醬油	½大匙	½大匙
	日本酒	1小匙	1小匙
	砂糖	1小匙	1小匙
	水	¼杯	¼杯
植物油		½小匙	½小匙
烤海苔		少許	少許

★選擇這道菜的時候，選擇1600、1800大卡：可以追加一道副菜B；選擇2000大卡：可以追加一道副菜A。不夠的話，還可以再追加一道低熱量菜肴。

選擇 2000、1800 kcal	
520 kcal	鹽分 **1.4**g

選擇 1600 kcal	
470 kcal	鹽分 **1.4**g

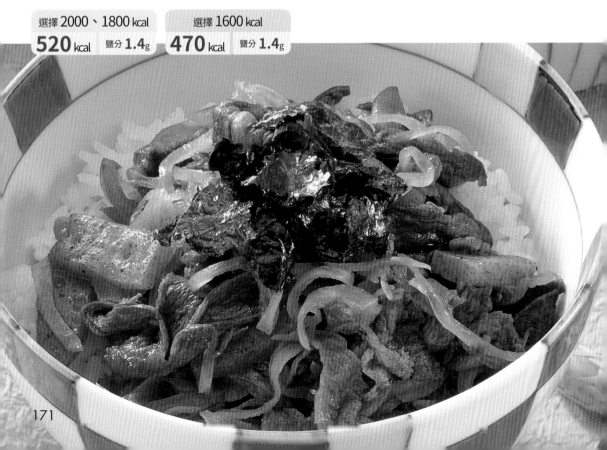

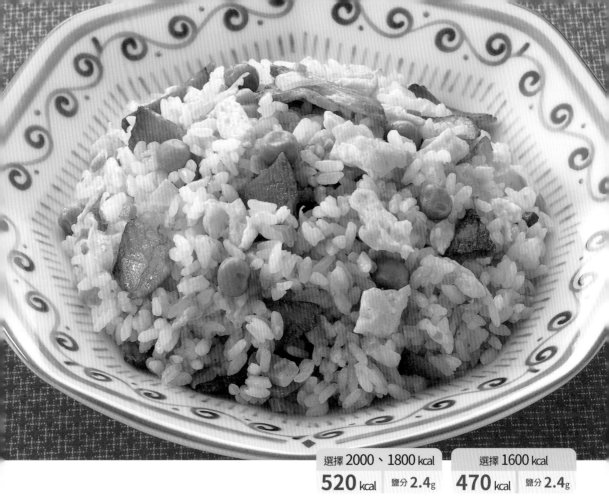

米飯粒粒分明，美味扣住人心

什錦炒飯

〈作法〉

❶ 將叉燒肉切成丁狀。

❷ 將洋蔥與胡蘿蔔切成粗末。

❸ 將豌豆仁倒入沸水中汆燙一到二分鐘之後，撈起瀝乾備用。

❹ 將植物油倒入平底鍋，以大火熱好油之後倒入蛋液，用筷子大幅攪拌；蛋炒好之後加入①與②，繼續以大火拌炒。洋蔥炒透時倒入白飯，用木勺炒散。

❺ 將白飯與配料均勻炒散，加入③，拌炒之後倒入醬油與鹽調味即可。

■ 材料（1 人份）	2000、1800 大卡	1600 大卡
白飯	200g	170g
叉燒肉	40g	40g
蛋液	2 大匙	2 大匙
洋蔥	20g	20g
胡蘿蔔	15g	15g
豌豆仁	5g	5g
醬油	1 小匙	1 小匙
鹽	少許	少許
植物油	½大匙	½大匙

★選擇這道菜的時候，選擇1600、1800大卡：可以追加一道副菜B；選擇2000大卡：可以追加一道副菜A。不夠的話，還可以再追加一道低熱量菜肴。

什錦散壽司

適合宴客的豐盛壽司

■ 材料（1 人份）

材料（1 人份）		2000、1800 大卡	1600 大卡
白飯		200g	170g
鮮蝦（去頭）		40g	40g
蓮藕		20g	20g
乾香菇		1 朵	1 朵
葫蘆乾（乾燥）		2g	2g
胡蘿蔔		20g	20g
豌豆莢		2 片	2 片
櫻麩		1 小匙	1 小匙
A	醋	1 小匙	1 小匙
	砂糖	1 小匙	1 小匙
	鹽	少許	少許
蛋液		½顆蛋	½顆蛋
鹽		少許	少許
植物油		½小匙	½小匙
B	昆布高湯	⅓杯	⅓杯
	醬油	½大匙	½大匙
	味醂	1 小匙	1 小匙
	砂糖	⅔小匙	⅔小匙
C	醋	½大匙	½大匙
	砂糖	⅔小匙	⅔小匙
	鹽	少許	少許

★選擇這道菜的時候，選擇1600、1800大卡：可以追加一道副菜B；選擇2000大卡：可以追加一道副菜A。不夠的話，還可以再追加一道低熱量菜肴。

〈作法〉

❶ 將蓮藕一邊削皮，一邊削成花朵形狀。；切成薄片之後，放入加了少許醋的沸水裡略為汆燙，並浸泡在 A 中。

❷ 將葫蘆洗淨之後用鹽搓揉；將鹽分沖洗乾淨，放入沸水中煮透之後切成一公分寬。乾香菇浸水泡軟，連同胡蘿蔔切成絲。

❸ 將 B 與②倒入鍋，以小火滷煮收乾。

❹ 將鮮蝦剔除泥腸，放入加了少許鹽的沸水中燙至變色之後，僅留下尾端一節，其餘蝦殼剝除乾淨。

❺ 將蛋液倒入碗盆中，加鹽攪散。平底鍋塗上一層薄薄的植物油，倒入蛋液，煎成蛋皮之後切成絲。豌豆莢倒入沸水中略為汆燙。

❻ 將 C 調好之後淋在溫熱的米飯上，切拌做成壽司飯之後，再加入③混拌。

❼ 將⑥盛入容器中，色彩均勻地撒上櫻麩、①、④及⑤裝飾即可。

選擇 2000、1800 kcal
520 kcal　鹽分 **2.5**g
選擇 1600 kcal
460 kcal　鹽分 **2.5**g

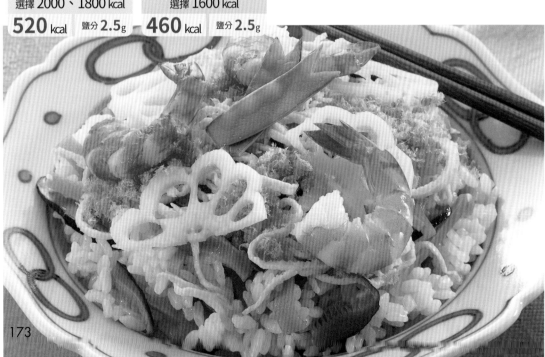

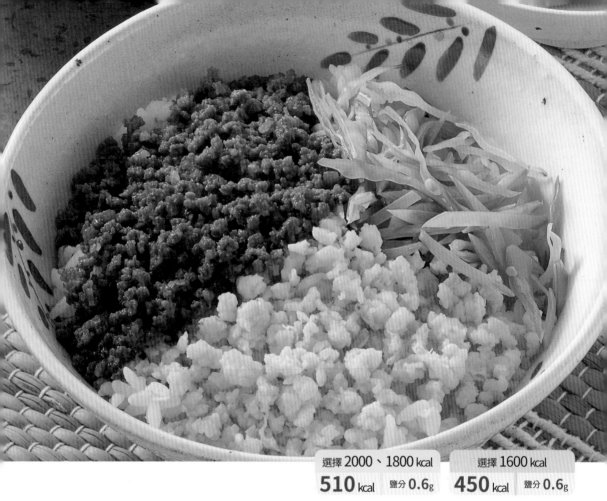

選擇 2000、1800 kcal		選擇 1600 kcal	
510 kcal	鹽分 0.6g	**450** kcal	鹽分 0.6g

偶爾來碗香蓋飯，換換滋味胃口開

三色蓋飯

〈作法〉

❶ 將牛絞肉與 A 倒入鍋，開火之後用筷子將絞肉炒散。

❷ 將蛋液倒入 B 中，另起一鍋，倒入其中，開火之後用四或五根筷子拌炒成蛋屑。

❸ 將豌豆莢去纖維，放入沸水中燙軟，泡水瀝乾之後切斜絲。

❹ 將白飯盛入碗公中，色彩均勻地撒上①、②與③即可。

■ 材料（1 人份）		2000、1800 大卡	1600 大卡
白飯		200g	170g
牛絞肉		40g	40g
A	日本酒	1 小匙	1 小匙
	味醂	½小匙	½小匙
	醬油	½小匙	½小匙
蛋液		½顆蛋	2 大匙
B	味醂	⅓小匙	⅓小匙
	砂糖	⅔小匙	⅔小匙
豌豆莢		30g	30g

★選擇這道菜的時候，選擇1600、1800大卡：可以追加一道副菜B；選擇2000大卡：可以追加一道副菜A。不夠的話，還可以再追加一道低熱量菜肴。

與咖哩並駕齊驅的熱門西式餐點

牛肉燴飯

■ 材料（1人份）		2000、1800大卡	1600大卡
白飯		200g	170g
牛腿肉		50g	50g
洋蔥		60g	60g
豌豆仁		7～8粒	7～8粒
月桂葉		1片	1片
A	牛肉燴飯塊（市售品）	10g	10g
	伍斯特辣醬	1小匙	1小匙
	鹽、胡椒	各少許	各少許

★選擇這道菜的時候，選擇1600、1800大卡：可以追加一道副菜B；選擇2000大卡：可以追加一道副菜A。不夠的話，還可以再追加一道低熱量菜餚。

〈作法〉

❶ 將洋蔥切成薄片，牛腿肉切適口大小。

❷ 將鍋子倒入四分之三杯的水，以大火煮沸之後放入月桂葉與①。煮開時轉成較小的中火，直到洋蔥煮軟為止。

❸ 將②先熄火，加入A，將牛肉燴飯塊攪散之後開小火，熬煮至醬汁略為濃稠為止。

❹ 將豌豆仁放入沸水中汆燙一到二分鐘後撈起。

❺ 將熱白飯盛入盤中，淋上③，最後再撒些④即可。

選擇 2000、1800 kcal
510 kcal　鹽分 **1.7** g

選擇 1600 kcal
460 kcal　鹽分 **1.7** g

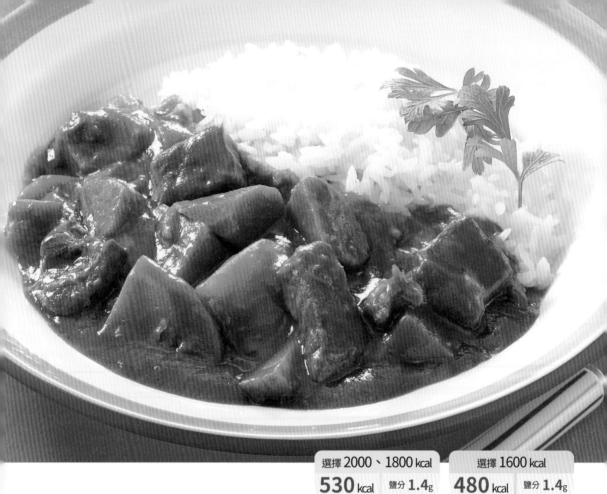

	選擇 2000、1800 kcal		選擇 1600 kcal	
	530 kcal	鹽分 **1.4**g	**480** kcal	鹽分 **1.4**g

關鍵在於控制咖哩塊的用量

牛肉咖哩飯

〈作法〉

❶ 將馬鈴薯與胡蘿蔔滾刀切大塊，洋蔥切月牙形。

❷ 將牛腿肉切適口大小。

❸ 鍋子熱好植物油，大火將❷炒上色之後加入❶拌炒。待所有材料都沾上油時加入一到一又三分之一杯的水，以較弱的中火將材料燉熟。先熄火，放入咖哩塊，撒上咖哩粉與鹽，攪拌之後再次加熱，以小火煮至醬汁略為濃稠。

❹ 將白飯盛入盤中，淋上❸，可隨意附上少許荷蘭芹。

■ 材料（1 人份）	2000、1800 大卡	1600 大卡
白飯	180g	150g
牛腿肉	50g	50g
馬鈴薯	50g	50g
胡蘿蔔	30g	30g
洋蔥	30g	30g
咖哩塊（市售品）	10g	10g
咖哩粉	少許	少許
鹽	少許	少許
植物油	½小匙	½小匙

★選擇這道菜的時候，選擇1600、1800大卡：可以追加一道副菜B；選擇2000大卡：可以追加一道副菜A。不夠的話，還可以再追加一道低熱量菜餚。

什錦炒米粉

簡單一盤炒米粉，營養均衡又美味

材料（1人份）		2000、1800大卡	1600大卡
米粉（乾燥）		70g	60g
芝蝦（蝦仁）		30g	30g
墨魚		20g	20g
水煮鵪鶉蛋		1顆	1顆
豆芽菜		30g	30g
韭菜		20g	20g
胡蘿蔔		10g	10g
水煮竹筍		10g	10g
薑（切碎末）		少許	少許
A	鮮雞湯	2大匙	2大匙
	日本清酒	1小匙	1小匙
	醬油	1小匙	1小匙
	砂糖	⅓小匙	⅓小匙
	鹽	少許	少許
植物油		2又½小匙	2又½小匙

※鮮雞湯是用少許粉狀鮮雞晶加2大匙熱水調製的湯底。

★選擇這道菜的時候，選擇1600、1800大卡：可以追加一道副菜B；選擇2000大卡：可以追加一道副菜A。不夠的話，還可以再追加一道低熱量菜肴。

〈作法〉

❶ 將米粉浸溫水，泡軟之後，撈起瀝乾備用。

❷ 將芝蝦剔除泥腸。墨魚剝皮，其中一面劃上格子紋之後切適口大小。

❸ 將豆芽菜摘除鬚根。韭菜切三公分長，胡蘿蔔切成長條，水煮竹筍切薄片。

❹ 植物油與薑倒入平底鍋，以小火爆香；倒入②，以大火將蝦仁炒至變色時加入③，迅速拌炒。

❺ 將①倒入④中，略為翻炒之後加入調好的A，拌炒收汁。

❻ 將⑤盛入容器中，擺上水煮鵪鶉蛋即可。

選擇 2000、1800 kcal
500 kcal　鹽分 **2.1** g

選擇 1600 kcal
470 kcal　鹽分 **2.1** g

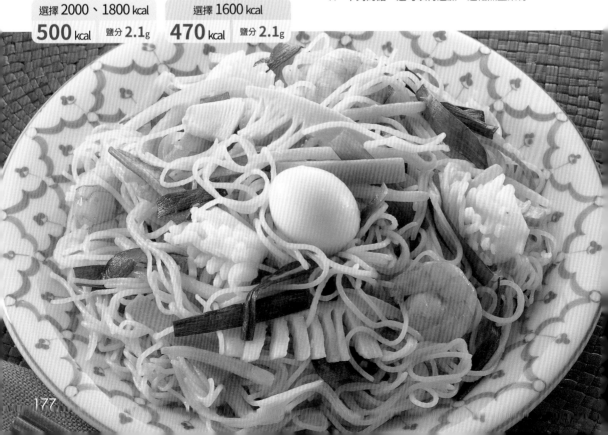

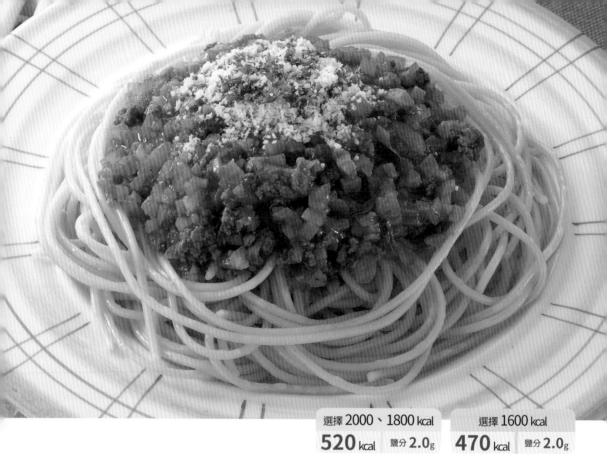

選擇 2000、1800 kcal		選擇 1600 kcal	
520 kcal	鹽分 **2.0**g	**470** kcal	鹽分 **2.0**g

肉醬芳香，道地美味

肉醬義大利麵

〈作法〉

❶ 將洋蔥與胡蘿蔔切碎末。

❷ 平底鍋熱好植物油，倒入絞肉，以大火炒散變色之後加入①拌炒，待蔬菜炒軟時撒上麵粉拌和。

❸ 將 A 倒入②中，以中火熬煮，略為收汁之後撒上鹽與胡椒調味。

❹ 深鍋倒滿水，沸騰之後放入義大利麵，煮至喜歡的硬度之後撈起瀝乾，與橄欖油拌和。

❺ 將④盛入容器，淋上③，撒上起司粉，最後再放些荷蘭芹即可。

★ 選擇這道菜的時候，選擇1600、1800大卡：可以追加一道副菜B；選擇2000大卡：可以追加一道副菜A。不夠的話，還可以再追加一道低熱量菜肴。

■ 材料（1 人份）		2000、1800 大卡	1600 大卡
義大利麵		90g	75g
牛絞肉		40g	40g
洋蔥		¼個	¼個
胡蘿蔔		15g	15g
麵粉		1 小匙	1 小匙
A	水	¾杯	¾杯
	排骨高湯塊	½個	½個
	番茄泥	1 又 ½ 大匙	1 又 ½ 大匙
鹽		⅕小匙	⅕小匙
胡椒		少許	少許
植物油、橄欖油		各 ½ 小匙	各 ½ 小匙
起司粉		⅓小匙	⅓小匙
荷蘭芹（碎末）		少許	少許

品嘗剛出爐、熱呼呼的美味
焗烤通心麵

■ 材料（1人份）		2000、1800大卡	1600大卡
通心麵		75g	60g
雞腿肉（帶皮）		30g	30g
洋蔥		¼個	¼個
蘑菇（水煮罐頭）		15g	15g
A	奶油	1小匙	1小匙
	麵粉	1大匙	1大匙
	牛奶	80毫升	80毫升
	鹽	少許	少許
鹽、黑胡椒		各少許	各少許
起司粉		⅓小匙	⅓小匙
麵包粉		1小匙	1小匙
奶油		½小匙	½小匙
植物油		½小匙	½小匙
荷蘭芹（切碎末）		少許	少許

〈作法〉

① 將A作成白醬。奶油倒入鍋，加入麵粉，以小火翻炒。當奶油融入麵粉時倒入牛奶，用攪拌器迅速攪拌至沒有結塊，慢慢加熱，改用木勺攪成濃稠醬汁，並撒鹽調味。

② 將雞腿肉切小塊，洋蔥切成薄片，蘑菇切成四塊。

③ 將通心麵倒入大鍋沸水中煮熟備用。

④ 熱好平底鍋，倒入植物油，依序放入雞肉、洋蔥與蘑菇，略為拌炒之後撒上鹽與黑胡椒調味並熄火。

⑤ 將③、④與白醬拌和，盛入焗烤盤中，撒上起司粉、麵包粉及奶油。

⑥ 將⑤放入烤箱中，烤上色之後撒上荷蘭芹即可。

★選擇這道菜的時候，選擇1600、1800大卡：可以追加一道副菜B；選擇2000大卡：可以追加一道副菜A。不夠的話，還可以再追加一道低熱量菜肴。

選擇 2000、1800 kcal		選擇 1600 kcal	
520 kcal	鹽分 1.4g	470 kcal	鹽分 1.3g

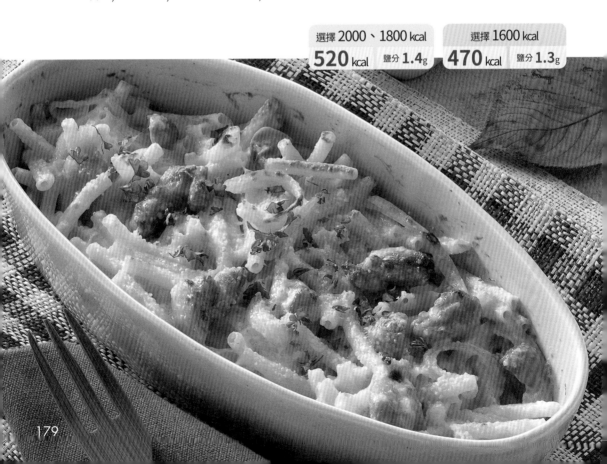

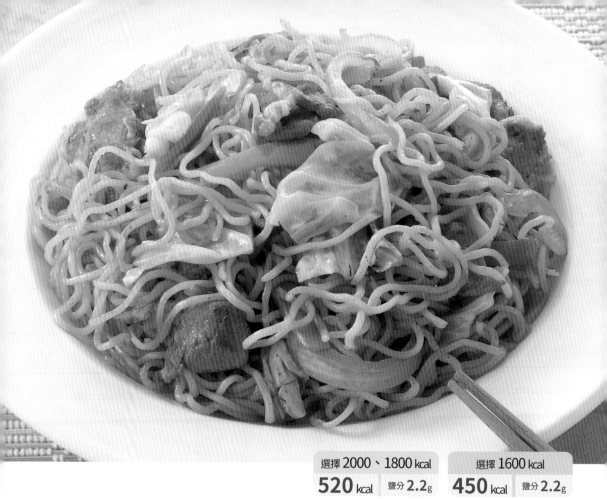

選擇 2000、1800 kcal		選擇 1600 kcal	
520 kcal	鹽分 **2.2**g	**450** kcal	鹽分 **2.2**g

芳香炒麵醬，勾引食慾胃口開

炒麵

〈作法〉

❶ 將高麗菜切成三公分的塊狀，洋蔥切成薄片，胡蘿蔔切長條。

❷ 將豬肩里肌肉切適口大小。

❸ 平底鍋熱好沙拉油，②下鍋，以大火翻炒變色之後，加入①與油麵，一邊攪散麵條，一邊拌炒。倒入伍斯特辣醬、鹽及胡椒調味之後，熄火即可。

■ 材料（1 人份）	2000、1800 大卡	1600 大卡
油麵（蒸熟的麵條）	170g	150g
豬肩里肌肉（瘦肉）	50g	40g
高麗菜	40g	40g
洋蔥	30g	30g
胡蘿蔔	10g	10g
伍斯特辣醬	2 小匙	2 小匙
鹽、胡椒	各少許	各少許
植物油	2 小匙	1 又 ½ 小匙

★選擇這道菜的時候，選擇1600、1800大卡：可以追加一道副菜B；選擇2000大卡：可以追加一道副菜A。不夠的話，還可以再追加一道低熱量菜餚。

180

營養均衡，讚不絕口
中華涼麵

材料（1人份）		2000、1800大卡	1600大卡
油麵（生的）		120g	110g
雞腿肉（去皮）		40g	30g
蛋液		½顆蛋	1大匙
冬粉（乾燥）		10g	10g
豆芽菜		30g	30g
小黃瓜		30g	30g
A	雞肉煮汁	¼杯	¼杯
	醬油	2又½小匙	2又½小匙
	醋	2小匙	2小匙
	砂糖	⅔小匙	⅔小匙
	香麻油	½小匙	½小匙
植物油		½小匙	½小匙
芥末醬		少許	少許

★選擇這道菜的時候，選擇1600、1800大卡：可以追加一道副菜B；選擇2000大卡：可以追加一道副菜A。不夠的話，還可以再追加一道低熱量菜肴。

〈作法〉

❶ 將冬粉浸泡熱水，泡軟之後瀝乾，切適口長度。

❷ 平底鍋熱好植物油，倒入蛋液，煎成蛋皮之後切絲。

❸ 鍋子倒入二分之一杯的水，加熱煮沸後放入雞腿肉，以中火煮熟時起鍋（取四分之一杯煮汁與其他醬料調和成A），冷卻之後撕成小塊。

❹ 將豆芽菜摘除鬚根，放入沸水中燙軟之後，撈起瀝乾。小黃瓜切絲。

❺ 將A倒入小碗盆中，混合調成醬汁。

❻ 將油麵放入大鍋沸水中，燙熟，沖水搓洗之後瀝乾。

❼ 將⑥盛入容器中，放上①、②、③與④，淋上⑤，最後再附上芥末醬即可。

選擇2000、1800 kcal	選擇1600 kcal
510 kcal　鹽分 **4.4**g	**470** kcal　鹽分 **4.2**g

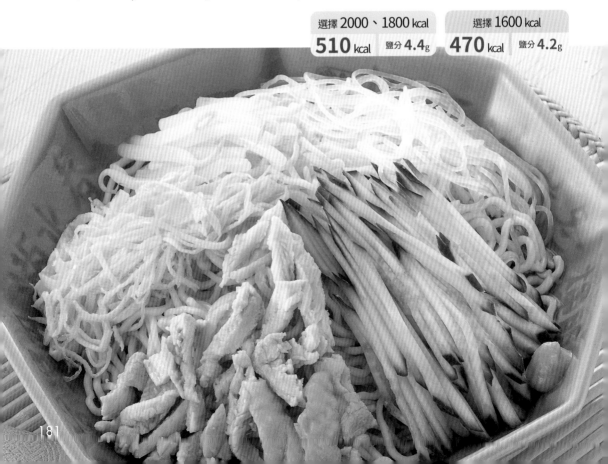

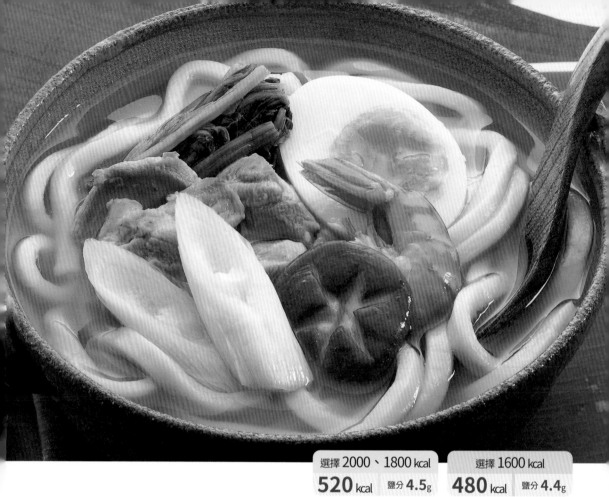

越冷越想吃的熱呼呼鍋麵

鍋燒烏龍麵

■ 材料（1 人份）		2000、1800 大卡	1600 大卡
熟烏龍麵		280g	240g
雞腿肉（帶皮）		50g	50g
鮮蝦（去頭）		15g	15g
生香菇		1 朵	1 朵
菠菜		20g	20g
大蔥		20g	20g
水煮蛋		½顆	½顆
A	昆布高湯	1 又 ½杯	1 又 ½杯
	醬油	1 大匙	1 大匙
	日本清酒	1 小匙	1 小匙
	砂糖	1 小匙	1 小匙
	鹽	少許	少許

★選擇這道菜的時候，選擇1600、1800大卡：可以追加一道副菜B；選擇2000大卡：可以追加一道副菜A。不夠的話，還可以再追加一道低熱量菜肴。

〈作法〉

❶將生香菇去除菇蒂，在菇頂輕輕刻出星形圖案之後，再淺淺劃入三條切痕。

❷將菠菜放入沸水中略為汆燙，泡水瀝乾之後切成三公分長。大蔥切斜段。

❸將鮮蝦剔除泥腸，放入加了少許鹽的沸水中燙至變色之後，僅留下尾端一節，其餘蝦殼剝除乾淨。

❹將雞腿肉切成適口大小。

❺將 A 倒入陶鍋中，大火煮開之後放入❹，煮至變色時加入熟烏龍麵，放上①、②、③及水煮蛋，略為煮過之後熄火即可。

有效降低尿酸值！

除了主菜與副菜，這些菜肴一份不到15大卡

低熱量菜肴

從低熱量菜肴（184～189頁）中挑選一道菜吧！

- ●每一道菜標示的熱量、鹽分等營養資料都是一人份。
- ●材料的分量都是一人份。原則上除非特別指定，否則使用的都是淨重的分量（蔬菜的話是去除果蒂與皮，純粹可以食用的量）。
- ●除非特別指定，否則使用的材料原則上都要先洗淨，蔬菜要先去皮處理。
- ●使用的高湯是用昆布萃取的日式高湯。用柴魚及小魚乾萃取的高湯普林含量多，不建議使用。

每餐菜色的搭配方式

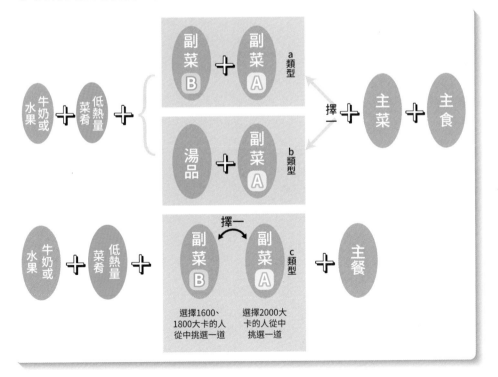

只要遵循這個架構挑選配菜，每天就能夠輕鬆地設計出營養均衡，而且已計算好熱量（卡路里）的健康菜色。

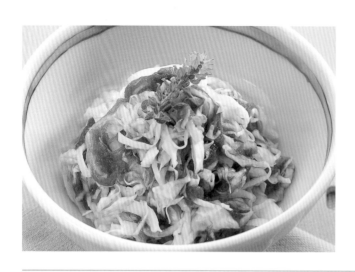

10 kcal　鹽分 **0.5**g

■材料（1人份）
① 取 1 片高麗菜放入沸水中，燙軟之後撈起瀝乾，切成細絲。
② 將①倒入碗盆中，取 1 撮細絲昆布，一邊撕碎一邊加入其中，撒上少許鹽，攪拌均勻。
③ 將②盛入容器中，隨意放上 1 根紫蘇花穗裝飾即可。

10 kcal　鹽分 **0.3**g

芥末拌水芹

■材料（1人份）
① 取 30 克水芹，放入沸水中，燙軟泡水，擰乾之後切成 3 公分長。
② 沸水倒入少許醋，放入 10 克撕碎的食用菊花花瓣，燙至透明之後泡水、擰乾。
③ 將⅓小匙醬油與少許芥末醬倒入碗盆中，調勻之後與①拌和。盛入容器，最後再擺上②即可。

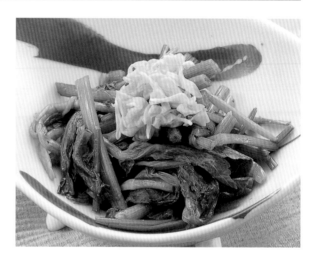

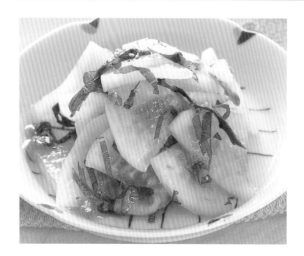

10 kcal　鹽分 **0.6**g

梅肉拌蘿蔔

■材料（1人份）
① 取 50 克蘿蔔，切成 2～3 公釐厚的扇形。倒入碗盆，撒上少許鹽，使其變軟之後沖水洗淨，略為擰乾。
② 取½片綠紫蘇葉，切絲泡水之後擰乾。
③ 取⅓顆鹹梅果肉，剁成果泥狀。
④ 將 1 小匙昆布高湯與③倒入碗盆中，調勻之後與①及②拌和即可。

10 kcal　鹽分 **0.4**g

蘿蔔泥拌滑菇

■材料（1人份）

❶取 15 克滑菇，倒入濾網中，淋上熱水之後，一邊沖水，一邊將黏液稍微洗淨。

❷取 50 克蘿蔔，磨成泥，倒在網眼較大的濾網裡，自然瀝乾。

❸將①與②倒入碗盆中，拌和之後盛入容器，淋上½小匙的醬油即可。

10 kcal　鹽分 **0.4**g

海苔拌鴨兒芹

■材料（1人份）

❶取 50 克細絲鴨兒芹，倒入沸水中燙軟，泡水擰乾之後切成 3 公分長。

❷取 10 克鴻喜菇，切除根部，剝成小朵，略為汆燙後撈起。

❸醬油與醋各取½小匙，倒入碗盆中攪拌之後，加入①與②拌和。盛入容器之前撒上少許揉碎的烤海苔，整個攪拌之後盛入容器即可。

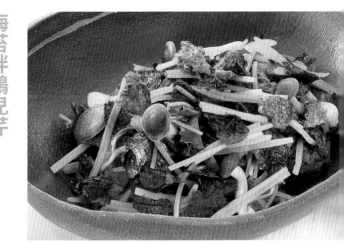

10 kcal　鹽分 **0.4**g

醋醬油香拌烤菇鴨兒芹

■材料（1人份）

❶取 3 朵生香菇，去除菇蒂之後，菇軸較長的切落一半丟棄。

❷熱好烤網之後，白色菌褶朝下放，烤上色之後另外一面依照相同方式烘烤，每朵切成 4 等分。

❸取 3 根鴨兒芹，放入沸水中略為汆燙，泡水瀝乾之後切成 3 公分長。

❹醬油與醋各取½小匙，倒入碗盆中，調勻之後與②及③拌和即可。

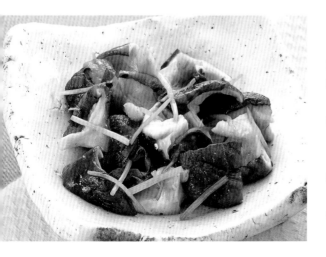

10 kcal　鹽分 **0.3**g

■材料（1人份）

❶取 50 克油菜，放入沸水
中燙軟，泡水擰乾之後切
3 公分長。

❷沸水加入少許醋，放入
15g 撕碎的食用菊花花瓣，
燙至透明之後泡水擰乾。

❸將①與②倒入碗盆中，加
入⅓小匙的醬油，攪拌均
勻即可。

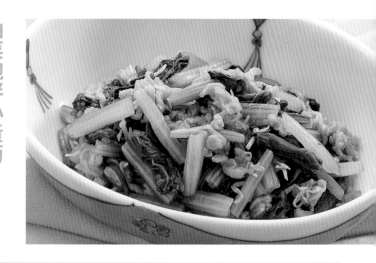

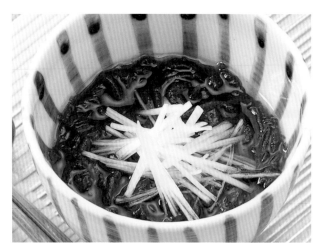

10 kcal　鹽分 **0.7**g

海蘊兩杯醋

■材料（1人份）

❶取 60 克海蘊（已去鹽），洗
淨瀝乾之後切成適口長度。

❷大蔥取 10 克蔥白，切絲之後
泡水。

❸取 1 小匙昆布高湯，與醬油
⅔小匙、醋 1 小匙倒入碗盆
中，調勻之後與①拌和。

❹將③盛入容器，放上②即可。

3 kcal　鹽分 **2.2**g

鹹梅

■材料（1人份）

❶將中顆鹹梅 1 顆（10g）盛入容
器中即可。

烹調筆記

為了呼應減鹽風潮，最近市面上常見鹽
分只有 10 ～ 15% 的低鹽鹹梅。即使號
稱低鹽，中顆大小的鹹梅每顆還是有
1.6g 的鹽分。為了避免攝取過多的鹽分，
每日食用的鹹梅盡量不要超過一顆。

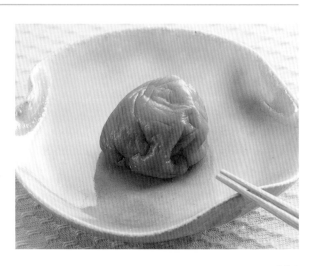

186

10 kcal　鹽分 **0.3**g

淺漬清脆高麗菜

■材料（1人份）
❶取 40 克高麗菜，切成 1 公分寬的條狀；取 10 克小黃瓜，切成扇形薄片。
❷將①倒入碗盆，撒上少許鹽，略為揉和之後放置 30 分鐘，使其變軟。
❸將②稍微沖水洗淨，擰乾之後倒入碗盆中，與½小匙的柚子汁拌和。
❹將③盛入容器，放上少許柚皮絲即可。

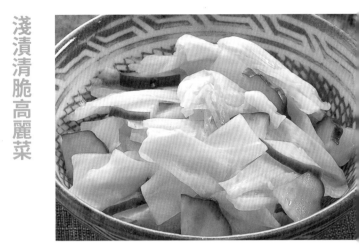

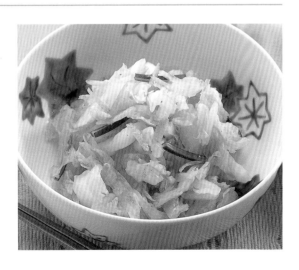

15 kcal　鹽分 **0.3**g

蘋果醋醃西芹黃瓜

■材料（1人份）
❶取 20 克西洋芹，去纖維之後切成 2 公分寬的斜片。
❷取 30 克小黃瓜，滾刀切成適口大小。
❸將①與②倒入碗盆中，撒上少許鹽，完全拌和。
❹待③的蔬菜變軟之後，加入 1 大匙的昆布高湯與 2 大匙的蘋果醋，醃漬至少 1 小時即可。

---

10 kcal　鹽分 **0.8**g

柚香醃白菜

■材料（1人份）
❶取 80 克白菜，菜梗切 1.5 ～ 2 公分的條狀，菜葉切成塊狀。
❷柚子皮取少許，切成細絲。
❸昆布取少許，用廚房剪刀剪成細絲。
❹將①、②與③倒入碗盆中，撒上少許鹽，所有材料拌和之後壓放重物，放置半天。
❺將④擰乾之後盛入容器中，淋上⅓小匙的醬油即可。

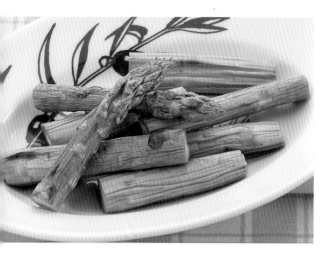

10 kcal　鹽分 **0.3**g

■材料（1人份）

❶取 2 根綠蘆筍，根部較硬的地方削下 3 ～ 4 公分的皮，備用。

❷熱好烤網之後將①放在上面，以較小的中火烤至柔軟，並且略帶焦色。

❸將醬油、醋與昆布高湯各取⅓小匙，倒入小碗盆中，拌和備用。

❹將①切成 4 等分，盛入容器之後淋上③即可。

---

10 kcal　鹽分 **0.3**g

■材料（1人份）

❶熱好烤網之後取 3 朵生香菇，白色菌褶朝下放，以中火略為烤上色之後翻面，將其烤成金黃色。

❷將①切半，盛入容器，放上 1 大匙略為瀝乾的蘿蔔泥，最後再淋上⅓小匙的醬油即可。

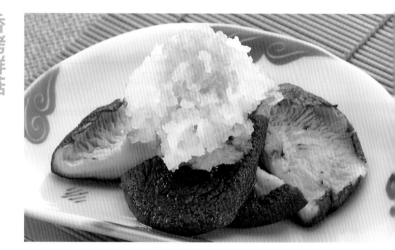

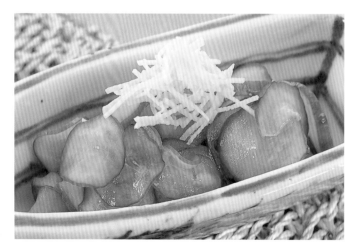

9 kcal　鹽分 **1.0**g

■材料（1人份）

❶取 60 克小黃瓜，切成 1 ～ 1.5 後的圓薄片。

❷將①倒入碗盆，撒上⅕小匙的鹽，輕輕攪拌均勻，待小黃瓜變軟之後，擰乾盛入容器。

❸取 2 片薄薑片，切成細絲之後，置於②上即可。

檸檬醬油拌西洋水芹

7 kcal 鹽分 **0.3**g

■材料（1人份）

❶取 30 克西洋水芹，切段之後摘下菜葉。放入沸水中略為氽燙，泡水擰乾。

❷將⅓小匙醬油與 1 小匙檸檬汁倒入小碗盆中，拌和備用。

❸將①盛入容器，淋上②，撒上少許檸檬皮絲即可。

蒟蒻生魚片

10 kcal 鹽分 **0.6**g

■材料（1人份）

❶取 70 克蒟蒻生魚片（市售品），切成 5 公釐厚，上桌之前置於冰箱，冰鎮備用。

❷取 20 克蘿蔔，切絲之後泡水，讓口感變得更清脆之後瀝乾。

❸將②盛入容器，擺上①，山葵醬少許與醬油⅔小匙盛入碟中，隨盤附上即可。

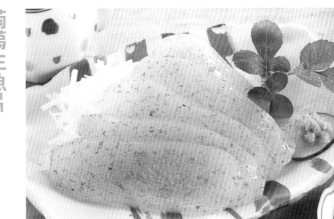

香烤海苔

6 kcal 鹽分 **0.5**g

■材料（1人份）

❶取½片烤海苔，剪成適口大小。

❷將①盛入盤中，½小匙的醬油倒入碟中，隨盤附上即可。

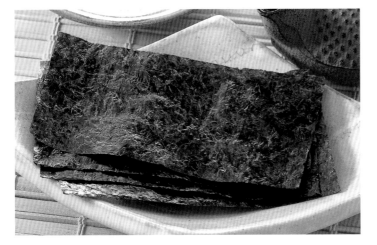

湯燉高麗菜 ……………159 B
涼拌高麗菜沙拉 ……………125 A
炒什蔬 ……………119 A
辣醃什蔬 ……………157 B
小黃瓜
中式胡瓜醋章魚 ……………130 A
芝麻醋拌雞絲黃瓜 ……………112 A
胡瓜扇貝沙拉 ……………124 A
南蠻小黃瓜 ……………156 B
綠蘆筍
蘆筍拌咖哩優格 ……………142 A
蘆筍沙拉 ……………124 A
香蒜炒蘆筍 ……………118 A
日式醃泡烤蘆筍 ……………131 A
牛蒡
辣炒牛蒡絲 ……………134 A
牛蒡沙拉 ……………126 A
油菜
芥末醬油拌油菜蛤蜊 ……………112 A
清炒油菜櫻花蝦 ……………118 A
油菜涼拌鴻喜菇 ……………149 B
四季豆
薑汁醬油拌四季豆 ……………144 B
獅子椒
獅子椒煎煮小魚乾 ……………135 A
串烤獅子椒 ……………164 B
馬鈴薯
綜合菜絲沙拉 ……………126 A
茼蒿
茼蒿蔥絲沙拉 ……………152 B
辣拌茼蒿豆芽菜 ……………113 A
櫛瓜
香煎櫛瓜 ……………119 A
西洋芹
清湯煮西芹 ……………160 B
紫萁
紫萁滷油豆腐皮 ……………135 A
蘿蔔
香滷蘿蔔絲乾 ……………134 A
吻仔魚乾蘿蔔泥 ……………167 B
鹹梅美乃滋香拌蘿蔔竹輪 ……………114 A
檸香白蘿蔔 ……………157 B
金茸蘿蔔泥 ……………168 B
味噌燉蘿蔔 ……………138 A
扇貝燉蘿蔔 ……………138 A
洋蔥
涼拌洋蔥絲 ……………167 B
青江菜
蠔油青江菜 ……………120 A
奶汁青江菜 ……………136 A
冬瓜
蝦仁燴冬瓜 ……………132 A
番茄
番茄小黃瓜和風沙拉 ……………128 A
番茄鯷魚沙拉 ……………153 B

雙色小番茄沙拉 ……………154 B
大蔥
湯燉大蔥 ……………161 B
茄子
味噌炒紫茄青椒 ……………121 A
紫茄拌蘘荷 ……………144 B
香炒茄子 ……………121 A
芝麻醬油拌茄子 ……………145 B
香烤茄子 ……………165 B
油菜花
芥末醬油拌油菜花 ……………145 B
美乃滋拌油菜花 ……………114 A
山苦瓜
山苦瓜小魚乾沙拉 ……………140 A
韭菜
韓式三色涼拌菜 ……………113 A
芥末味噌拌韭菜墨魚 ……………115 A
韭菜拌豆芽 ……………150 B
胡蘿蔔
金茸拌胡蘿蔔 ……………146 B
蒜薹
墨魚炒蒜薹 ……………116 A
白菜
白菜鮮橙沙拉 ……………153 B
白菜牡蠣 ……………137 A
山椒燉白菜 ……………162 B
白菜燉豬肉 ……………137 A
青椒
青椒炒小魚乾 ……………122 A
醋味噌拌青椒 ……………146 B
泡拌烤青椒 ……………151 B
烤青椒沾醋橘醬油 ……………165 B
款冬
款冬燉蛤蜊 ……………131 A
青煮款冬 ……………162 B
菠菜
綠菠拌黃菊 ……………151 B
菠菜培根沙拉 ……………129 A
芝麻拌菠菜 ……………115 A
蒜炒菠菜 ……………122 A
海苔拌菠菜 ……………147 B
水菜
油豆腐皮拌水菜 ……………139 A
鴨兒芹
帶根鴨兒芹涼拌鴻喜菇 ……………150 B
豆芽菜
梅肉拌豆芽鴨兒芹 ……………148 B
韓式涼拌豆芽菜 ……………148 B
黃麻菜
黃麻菜拌秋葵 ……………149 B
黃麻菜拌納豆 ……………140 B
萵苣
青蔬沙拉 ……………125 A
香辣萵苣溫沙拉 ……………154 B
萵苣炒蟹肉 ……………123 A

其他
寒天絲拌海蜇皮 ……………142 B
鱈魚卵乾炒蒟蒻絲 ……………168 B
辣滷蒟蒻絲 ……………160 B
大豆香滷羊栖菜 ……………136 A
高菜漬炒小魚乾 ……………120 A
鮪魚沙拉 ……………127 A
健康豆腐沙拉 ……………127 A
醋醃冬粉火腿絲 ……………130 A
豆仁沙拉 ……………128 A
香烤油豆腐佐蘿蔔泥 ……………139 A
主餐
＜麵類＞
什錦炒米粉 ……………177
肉醬義大利麵 ……………178
鍋燒烏龍麵 ……………182
中華涼麵 ……………181
焗烤通心麵 ……………179
炒麵 ……………180
＜米飯類＞
雞肉蓋飯 ……………170
牛肉蓋飯 ……………171
什錦炒飯 ……………172
什錦散壽司 ……………173
三色蓋飯 ……………174
牛肉燴飯 ……………175
牛肉咖哩飯 ……………176
低熱量菜肴
＜黃綠色蔬菜＞
檸檬醬油拌西洋水芹 ……………189
油菜泡拌小黃菊 ……………186
芥末拌水芹 ……………184
海苔拌鴨兒芹 ……………185
醋醬油淋烤蘆筍 ……………188
＜淺色蔬菜＞
梅肉拌蘿蔔 ……………184
淺漬清脆高麗菜 ……………187
細絲昆布拌高麗菜 ……………184
揉醃黃瓜 ……………188
蘋果醋醃西芹黃瓜 ……………187
柚香醃白菜 ……………187
＜海藻＞
海蘊兩杯醋 ……………186
香烤海苔 ……………189
＜草菇類＞
蘿蔔泥拌滑菇 ……………185
香烤鮮菇 ……………188
醋醬油香拌烤菇鴨兒芹 ……………185
＜其他＞
鹹梅 ……………186
蒟蒻生魚片 ……………189

主菜

＜肉類料理＞

熱炒菜
中式牛肉炒蕃茄 ·····················26
根菜炒雞肉 ·························43
味噌香炒什錦雞 ·····················44
生菜雞肉鬆 ·························51
豬肉味噌炒高麗菜 ···················33

沙拉
泰式牛肉蔬菜沙拉 ···················27
冷涮豬肉沙拉 ·······················39

火鍋
菠菜豬肉鍋 ·························32
水炊雞肉鍋 ·························46

南蠻漬
豬肉蔬菜南蠻漬 ·····················35

燉煮菜
牛肉煮炒牛蒡片 ·····················24
韓式牛肉燉蘿蔔 ·····················25
壽喜燒牛肉 ·························30
雞肉丸子湯 ·························49
檸香雞肉 ···························45
快滷豬肉蘿蔔片 ·····················34
豬肉鹹梅紫蘇卷 ·····················36
辣煮豬肉 ···························37

醃泡菜
希臘醃泡蒸雞肉 ·····················47

蒸煮菜
爽口涼拌蒸雞肉 ·····················48

煎烤菜
韓式照燒烤雞排 ·····················41
香煎山椒牛肉 ·······················28
雞柳紫蘇卷 ·························42
香菇鑲嵌雞肉丸 ·····················50
薑汁豬肉片 ·························38
豬腰肉淋豆奶醬 ·····················40
和風漢堡排 ·························52

汆燙菜
烏龍茶豬肉佐山椒黑醋醬 ···········31
蘿蔔泥醋拌牛肉片 ···················29

＜海鮮類料理＞

熱炒菜
快炒牡蠣 ···························58
八寶菜 ·····························74
奶汁扇貝青江菜 ·····················78

沙拉
章魚翠綠沙拉 ·······················71
鮪魚生魚片沙拉 ·····················79

生食菜
生醃鯛魚 ···························70

南蠻漬

香烤南蠻鮭 ·························80

燉煮菜
黑醋滷竹筴 ·························53
茄汁蝦仁 ···························56
豆乳牡蠣青江菜 ·····················57
紅燒銀鱈 ···························60
南洋咖哩金眼鯛 ·····················62
蘿蔔泥煮青花魚 ·····················65
西班牙茄汁章魚 ·····················72
馬賽魚湯 ···························75
鰤魚燉蔬菜 ·························76

醃泡菜
咖哩香拌墨魚鴻喜菇 ·················55
檸香醃漬燻鮭魚 ·····················69

蒸菜
醋醬油清蒸竹筴 ·····················54
西式酒蒸銀鱈 ·······················61
酒蒸青花魚羹 ·······················66

煎烤菜
青蔬燴旗魚 ·························59
青蔬燜鮭魚 ·························63
香煎鮭魚佐蕃茄蘿蔔泥 ·············64
油菜花香烤鰆魚 ·····················67
味噌烤鰆魚 ·························68
香煎鱈魚佐三色椒醬汁 ·············73
香草煎鰤魚 ·························77

＜豆腐・大豆製品類料理＞

熱炒菜
味噌炒青蔬油豆腐 ···················82
蠔油香炒油豆腐 ·····················83
什錦炒豆腐 ·························85
豆腐香炒山苦瓜 ·····················89
XO 醬炒豆腐青江菜 ·················95
香淋煎豆腐 ·························98
豆豉炒豆腐 ·························100

沙拉
繽紛豆腐沙拉 ·······················91

生食菜
中式涼拌豆腐 ·······················99
香酥小魚拌豆腐 ·····················101

燉煮菜
油豆腐韭菜炒蛋 ·····················81
香燴鑲肉油豆腐 ·····················84
油豆腐包滷青菜 ·····················86
茄汁油豆腐包 ·······················87
豆腐甘燴蝦仁 ·······················94
蟹肉豆腐羹 ·························97

涼拌豆腐
皮蛋豆腐 ···························90

蒸煮菜
蝦球鑲豆腐 ·························96

煎烤菜
肉絲青蔬燴豆腐排 ···················92
豆腐排佐蘿蔔泥醬 ···················93

汆燙菜
什菇燴嫩腐 ·························88
青蔬燴豆腐 ·························102
翠白湯豆腐 ·························103

＜蛋類料理＞

熱炒菜
蟹肉芙蓉蛋 ·························105
滑蛋辣炒鱈魚 ·······················107
海底雞炒蛋 ·························108

滷煮菜
滑蛋油豆腐 ·························104
鴨兒芹竹輪炒蛋 ·····················110

煎烤菜
日式高湯蛋捲 ·······················106
地中海什錦煎蛋 ·····················109

副菜

秋葵
秋葵大蔥淋橘醋 ···················166 B
秋葵拌海苔 ·························143 B

海藻
海藻沙拉 ···························152 B
昆布絲香滷舞茸 ···················159 B
湯煮海帶芽 ·························161 B
醋拌海帶芽小魚乾 ·················155 B
泡拌海帶芽 ·························163 B

大頭菜
大頭菜香滷油豆腐 ·················133 A

南瓜
滷南瓜 ·····························133 A

花椰菜
雙花菜溫沙拉 ·······················123 A
咖哩醋拌花椰菜 ···················156 B
咖哩花椰菜 ·························166 B
醃漬花椰菜 ·························129 A

豌豆莢
豌豆莢炒鴻喜菇 ···················117 A

蕈菇類
銀包金針菇 ·························164 B
金針菇木耳三杯醋 ·················155 B
柴魚香滷金針菇蒟蒻 ···············132 A
奶油醬油香炒金針菇火腿 ·········116 A
燙煮金針菇 ·························158 B
香滷什錦菇 ·························158 B
柚香蒸蕈菇 ·························163 B
鹽昆布拌舞茸 ·······················147 B

高麗菜
芥末醬油拌高麗菜與櫻花蝦 ····143 B
鯷魚醬炒高麗菜 ···················117 A

生活良品 77

痛風、高尿酸飲食聖經：讓餐桌天天都有新花樣，230 道低普林食譜
よくわかる痛風・高尿酸血症を治すおいしい食事

監　　修　金澤良枝
譯　　者　何姵儀
總 編 輯　張芳玲
主責編輯　翁湘惟
版權編輯　林孟儒
校　　對　詹湘仔
美術設計　魏小如

太雅出版社
TEL：(02) 2882-0755 ｜ FAX：(02) 2882-1500 ｜ E-MAIL：taiya@morningstar.com.tw ｜ 郵政信箱：
台北市郵政 53-1291 號信箱 ｜ 太雅網址：http://taiya.morningstar.com.tw ｜ 購書網址：http://www.
morningstar.com.tw ｜ 讀者專線：(04) 2359-5819 分機 230

總經銷：知己圖書股份有限公司
台北：台北市 106 辛亥路一段 30 號 9 樓 ｜ TEL：(02)2367-2044／2367-2047　FAX：(02)2363-5741 ｜ 台
中：台中市 407 工業 30 路 1 號 ｜ TEL：(04)2359-5819　FAX：(04)2359-5493 ｜ E-mail：service@
morningstar.com.tw ｜ 網路書店 http://www.morningstar.com.tw ｜ 郵政劃撥：15060393 ｜ 戶名：知
己圖書股份有限公司

YOKUWAKARU TSUUFU・KONYOSANKESSHO WO NAOSU OISHII SHOKUJI
© Shufunotomo　Co., Ltd. 2016
Originally published in Japan by Shufunotomo Co., Ltd.
Translation rights arranged with Shufunotomo Co., Ltd.
through Future View Technology Ltd.

出版者：太雅出版有限公司 ｜ 台北市 11167 劍潭路 13 號二樓 ｜ 行政院新聞局局版台業字第五○○四號 ｜ 法
律顧問：陳思成 ｜ 印刷：上好印刷股份有限公司 TEL：(04) 2315-0280 ｜ 裝訂：大和精緻製訂股份有限公
司 TEL：(04) 2311-0221 ｜ 初版：西元 2018 年 01 月 10 日 ｜ 定價：360 ｜（本書如有破損或缺頁，退換
書請寄至：台中工業區 30 路 1 號 太雅出版倉儲部收）｜ ISBN 978-986-336-160-2
Published by TAIYA Publishing Co.,Ltd.
Printed in Taiwan

料理／
赤堀永子、
大越鄉子、
田川朝惠、
增井洋子、
三浦孝子

繪圖／
荒井孝昌

痛風、高尿酸飲食聖經：讓餐桌天天都有新花樣，230 道低普林
食譜／金澤良枝作；何姵儀翻譯 . -- 初版 . -- 臺北市：太雅，
2018.01
面；公分 . --（生活良品；77）
ISBN 978-986-336-160-2（平裝）

1. 痛風 2. 食療 3. 健康飲食 4. 食譜

415.595　　　　　　　　　　　　　　　　　　　　106020136